# OCTA 核心读本

## ——通过病例学读片要点

（日）吉村 长久 主 编

（日）加登本 伸 副主编

刘哲丽 主 审

张 含 主 译

辽宁科学技术出版社

Liaoning Science and Technology Publishing House

沈阳

Authorized translation from the Japanese language edition, entitled
OCT アンギオグラフイコアアトラス
ISBN: 978-4-260-03005-2
編集：吉村 長久
編集恊力：加登本 伸

Published by IGAKU–SHOIN LTD., TOKYO Copyright© 2017
All Rights Reserved. No part of this book may be reproduced or transmitted in any form or by any means, electronic or mechanical, including photocopying, recording or by any information storage retrieval system, without permission from IGAKU–SHOIN LTD.
Simplified Chinese Characters published by Liaoning Science and Technology Publishing House, Copyright© 2020

© 2020，辽宁科学技术出版社。
著作权合同登记号：第 06-2018-21 号。

图书在版编目（CIP）数据

OCTA 核心读本. 通过病例学读片要点／（日）吉村长久主编；张含主译. —沈阳：辽宁科学技术出版社，2020.1
ISBN 978-7-5591-1335-1

Ⅰ.①O… Ⅱ.①吉… ②张… Ⅲ.①眼病—影像诊断—病案 Ⅳ.①R770.43

中国版本图书馆 CIP 数据核字（2019）第 228057 号

出版发行：辽宁科学技术出版社
　　　　　（地址：沈阳市和平区十一纬路 25 号　邮编：110003）
印　刷　者：辽宁新华印务有限公司
经　销　者：各地新华书店
幅面尺寸：182mm×257mm
印　　张：10.5
字　　数：200 千字
出版时间：2020 年 1 月第 1 版
印刷时间：2020 年 1 月第 1 次印刷
责任编辑：唐丽萍
封面设计：袁　舒
版式设计：袁　舒
责任校对：尹　昭　王春茹

书　　号：ISBN 978-7-5591-1335-1
定　　价：128.00 元

编辑电话：13386835051　024-23284363
E-mail：1601145900@ qq. com
邮购热线：024-23284502

主　编　吉村　长久（日本北野医院院长）

副主编　加登本　伸（日本北野医院眼科）

编　者　（按五十音图排序）

　　赤木　忠道

　　（日本京都大学大学院医学研究科眼科）

　　饭田　悠人

　　（日本京都大学大学院医学研究科眼科）

　　宇治　彰人

　　（日本京都大学大学院医学研究科眼科）

　　大音　壮太郎

　　（日本京都大学大学院医学研究科眼科）

　　加登本　伸

　　（日本北野医院眼科）

　　畑　匡侑

　　（日本京都大学医学部附属医院临床研究综合中心）

　　藤本　雅大

　　（日本京都大学大学院医学研究科眼科）

　　三轮　裕子

　　（日本京都大学大学院医学研究科眼科）

　　村冈　勇贵

　　（日本京都大学大学院医学研究科眼科）

　　村上　智昭

　　（日本京都大学大学院医学研究科眼科）

　　吉村　长久

　　（日本北野医院　院长）

主　审　刘哲丽

主　译　张　含

译　者　（按姓氏笔画排序）

　　石　栋

　　东立里伟康（日）

　　刘　磊

　　张　含

　　张贵森

　　金学海

　　赵岱新

# 序

1997 年，光学相干断层扫描（optical coherence tomography，OCT）进入日本。20 年过去了，其间 OCT 技术取得了长足的进步。如今，OCT 已经成为眼底疾病诊疗必不可少的手段。最初为时域（time-domain）OCT，检查所需时间长，影像也不是很清晰。2006 年，频域（spectral-domain）OCT 上市，检查时间缩短，影像更加清晰。之后，以频域 OCT 为标准，国内外公司开发出数种频域 OCT 产品。频域 OCT 无须机械性移动反射镜，因此检查时间大幅缩短，单位时间可获得更多影像。本书中谈及的眼底相干光层析血管成像术（OCTA）的发明，很大程度上有赖于频域 OCT 的发展。

我最初接触 OCTA 大约是在 2005 年。当时对这项技术十分感兴趣，但没有想到很快会应用于临床。10 余年后，OCTA 已经确立其眼底影像诊断新技术的地位。无须使用荧光染料，就可以显示眼底细微的血管结构，如同当年的 OCT 一样，OCTA 可能会给眼底疾病的诊疗带来重大变革。

然而，由于 OCTA 临床应用的时间尚短，对于其使用方法、影像的临床价值等，仍需进一步探讨。同有些专家想法一样，我也认为此时将 OCTA 总结成书还为时尚早。2016 年，日本医学书院出版了《年龄相关性黄斑变性》（第 2 版），其中少有 OCTA 的内容，我个人对此一直挂怀。因此，本书可以作为《年龄相关性黄斑变性》（第 2 版）中 OCTA 内容的补充，同时本书纳入了糖尿病视网膜病变、视网膜静脉阻塞、青光眼及视神经疾病等多种眼科疾病并加以说明。同时，将 OCTA 的使用方法、临床应用价值尽可能简单易懂地加以总结。希望本书可以为 OCTA 初学者和想梳理 OCTA 知识的读者带来帮助。

最后，向京都大学眼科的各位同仁，特别是为本书编撰提供很大帮助的加登本伸医生，表示深深的谢意。向日本医学书院的各位编辑表示深深的感谢。

吉村 长久

2017 年 2 月 于大阪

# 第1章 ｜ OCTA 原理

宇治 彰人　加登本 伸

# 第2章 ｜ 正常眼底

加登本 伸

# 第3章 ｜ 黄斑疾病

大音 壮太郎

# 第4章 ｜ 青光眼

赤木 忠道　饭田 悠人

# 第 5 章 糖尿病性视网膜病变

村上 智昭 三轮 裕子 藤本 雅大 宇治 彰人

# 第 6 章 视网膜动静脉阻塞性疾病

村冈 勇贵

# 第 7 章 神经眼科疾病及其他

畑 匡侑

# 第 1 章

# OCTA 原理

光学相干断层扫描（optical coherence tomography，OCT）可以无创性获得视网膜断层结构影像，是现代眼科诊疗必不可少的技术手段之一。近年来 OCT 技术取得长足进步，可以高速、广角、高质量成像，检查部位也从视网膜扩展到脉络膜、玻璃体和眼前节。基于此项技术，将眼底血管信息从 OCT 信号中分离出来成像的技术，即眼底相干光层析血管成像术（OCT angiography，OCTA）正在成为眼科领域热点，本章将概述 OCT 及 OCTA 的成像原理，并就 OCTA 阅片时需要注意的伪影加以说明。

# OCT 基本知识

OCT 是采用迈克尔逊干涉仪原理获得活体组织断层结构影像的技术，根据摄像方式不同，可以大致分为频域 OCT（spectral-domain，SD OCT）和扫频 OCT（swept-source，SS OCT）两种，二者均采用低相干干涉光，获得 10μm 以下高轴向分辨率、详细的组织结构影像。视网膜扫描有多种方式，一般来说获得视网膜上一点的深部断层结构信息的扫描称为 A 扫描。在 A 扫描的垂直方向，将 A 扫描结果按顺序结合起来获得眼底断层结构信息，即二维横截面图，为 B 扫描，是临床诊疗应用的视网膜断层结构图像。视网膜厚度地图则是在 B 扫描的垂直方向，将 B 扫描结果按顺序结合起来的三维图像（volume scan）。另外，视网膜扫描不仅限于直线，有些 OCT 设备可以实现以评价青光眼或视盘水肿为目的的视盘周围圆形扫描。

▶ **斑点噪声抑制**

与视网膜厚度地图那样按顺序执行 B 扫描不同，如果对眼底同一位置反复执行 B 扫描，则可以得到同一断层结构的多张影像，这种技术应用在斑点噪声抑制和后述的 OCTA 原理中。一张 OCT 断层结构影像由于斑点噪声的影响画面粗糙，而将同一部位多次扫描获得的多张影像叠加计算可以将斑点噪声平均化，进而提高影像的对比度（斑点噪声抑制）（图 1-1）。为了提高影像质量，各个品牌的 OCT 设备几乎都采用了斑点噪声抑制技术。为了抑制视网膜厚度地图的斑点噪声，某些 OCT 设备可以对地图中所有的 B 扫描位置都进行重复扫描，但是过多的扫描会受到被检者固视状态的影响，还会使检查时间过长。因此，为了不增加扫描次数，也有设备采用将相邻位置 B 扫描的影像叠加处理（moving average）进行降噪的方法。由于这种方法是将不同位置的扫描影像进行叠加，因此单张影像是比较模糊的，但是也可以达到一定的抑制斑点噪声的效果。这种方法也应用于后述的冠状面（en face）影像成像中。

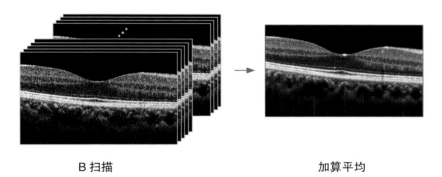

B 扫描　　　　　　　　　　　　　　　　加算平均

**图 1-1　基于叠加计算均化的斑点噪声抑制**

对黄斑部实行 B 扫描得到 50 张影像，行叠加计算均化的实例：单独一张影像由于斑点噪声的影响影像粗糙，经过叠加计算均化后影像平滑清晰。

#### ▶视网膜结构分层

OCT 影像中视网膜各层结构之间由于存在辉度差异，可以分辨相邻两层交界处的"边界"，由此可以计算视网膜各层厚度，用于诊断（图 1-2）。

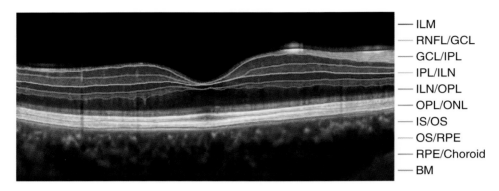

```
—— ILM
—— RNFL/GCL
—— GCL/IPL
—— IPL/ILN
—— ILN/OPL
—— OPL/ONL
—— IS/OS
—— OS/RPE
—— RPE/Choroid
—— BM
```

**图 1-2　视网膜分层**

ILM：内界膜；RNFL：视网膜神经纤维层；GCL：神经节细胞层；IPL：内丛状层；ILN：内颗粒层；OPL：外丛状层；ONL：外颗粒层；IS：视细胞内节；OS：视细胞外节；RPE：视网膜色素上皮层；Choroid：脉络膜；BM：Bruch 膜

区分具有对比度差异的各层次的方法很多，例如将对比度差异视为边界的滤镜应用于断层影像等。正常眼的视网膜分层非常清晰，而病理情况下，如黄斑水肿、高度近视，或屈光间质混浊信号强度低下的病理情况下，则不能精确区分各层边界，这样就会产生分层误差，此时需要确认分层和 OCT 断层影像的整体的一致性。分层的精确度对视网膜厚度地图和 en face 影像也会产生很大影响。

### ▶en face OCT 影像

根据 OCT 的三维断层图像可以构建模拟的眼底影像，即 en face 影像。在眼底平面二维扫描范围内获得各个 A 扫描的代表值（均数和中位数），投射（projection）为眼底像，即为 en face 影像。在获得 A 扫描代表值时要进行上述的视网膜结构分层，可以获得视网膜各层次的投影，进而生成各层次的 en face 影像。采用激光扫描眼底仪（scanning laser ophthalmoscope，SLO）获得的 en face 影像可以在各个层次捕捉病变的详细信息（图 1-3）。同时，en face 技术也是 OCTA 必要的技术方法之一。

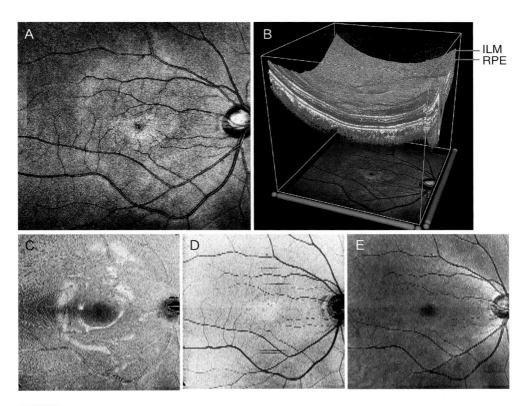

图 1-3　SLO 影像和 en face 影像

Ａ 以黄斑为中心的 SLO 影像。Ｂ 同一位置的 3D 影像。图中绿线为内界膜（ILM），红线为视网膜色素上皮（RPE）层。Ｃ 3D 影像中 ILM 以下 20μm 处层次的 en face 影像，可见黄斑周围的神经纤维走行。Ｄ RPE 以下 30μm 处层次的 en face 影像，视网膜内层的大血管投影形成伪影，呈黑色。Ｅ 全层信息构成的 en face 影像。

# OCTA 基本知识

　　OCTA 是 OCT 技术的延伸，是通过检测血流引起的运动对比度变化来生成小血管系统影像的技术的总称。该技术不使用造影剂即可以生成高质量的血管影像，未来有可能代替眼底荧光血管造影技术，并且可能提供较眼底荧光血管造影更多的信息，这项新的影像学技术越来越受到大家的关注。然而，OCTA 影像可能存在其特有的伪影，这要求读片者了解 OCTA 原理，认识和区分伪影的种类，正确解读 OCTA 结果。

## ▶检测血流信号

　　对同一位置重复扫描，将得到多数的影像，对这些影像的处理并非如前述的叠加平均，而是抽取其中的不同之处，这就是 OCTA 成像的基本原理，而造成这些影像之间差异的是血管中的血流（图 1-4）。如模式图所示，当 OCT 光束照射到血管中的红细胞时会出现较大的反射和散射（图 1-5A），而当血液流动，光束没有照射到红细胞时就会通过血管（图 1-5B），这样返回 OCT 装置的光信号就会发生变化，进一步抽取组织断层影像信号的强度变化信息，将血管影像化。

　　将重复 B 扫描得到的多张影像进行比较的方法很多，例如断层影像间的去相关（decorrelation）和差分、分散方法等均有报道。如图 1-6所示，将 $n$ 张断层影像中的第 $i$ 张和第 $i+1$ 张相比较，将其中信号强度有变化部位提取出来形成去相关影像（decorrelation image）。一般来说，2 张 B 扫描影像生成 1 张去相关影像，4 张 B 扫描影像生成 3 张去相关影像，如此扫描次数越多，同一位置的去相关影像也越多，也将获得高对比度的血管图像。如果，OCT 断层影像的信号强度较强，则观察其变化较容易；相反，若信号强度较弱，其变化则可能与随机噪声引起的

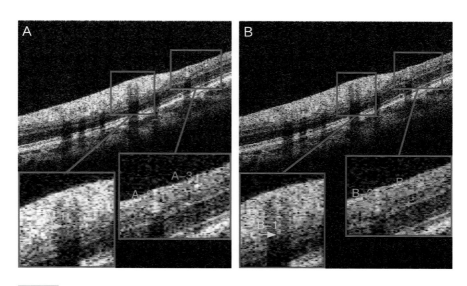

**图 1-4　同一位置扫描影像血管内部反射的变化**

Ａ与Ｂ比较，视网膜反射相同，而血管内部反射不同。A-1 与 B-1 比较，B-1 血管内部呈较高反射；A-2、A-3 与 B-2、B-3 比较，A-2、A-3 呈较高反射。

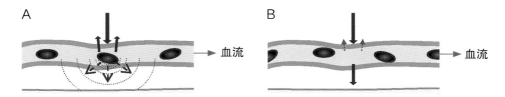

**图 1-5　OCT 光束被血管中红细胞反射、散射的模式图**

当 OCT 光束照射到血管中的流动的红细胞时会出现较大的反射和散射，设备会检测到较强信号（Ａ）；当光束没有照射到红细胞时就会通过血管，设备检测到的信号会较弱（Ｂ）。这样根据信号强弱变化计算，可以形成 OCTA 影像。

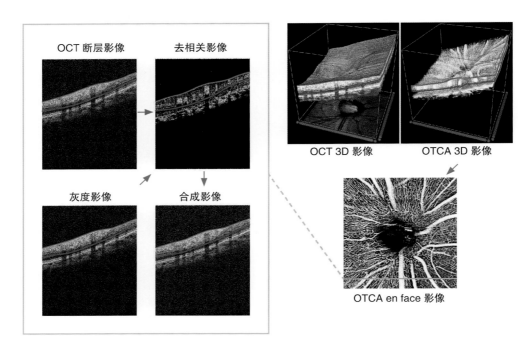

OCT 断层影像　　去相关影像

灰度影像　　合成影像

OCT 3D 影像　　OTCA 3D 影像

OTCA en face 影像

**图 1-6** OCTA 影像的生成

对同一位置反复扫描，并生成去相关 OCT 影像。在眼底一定范围内执行上述操作，生成血管的 3D 影像。在血管的 3D 影像中提取任意层次，即得到血管的 en face 影像。图中红线为 ILM，蓝线为 OPL/ONL 交界，右下的血管 en face 影像为二者之间的影像。

信号强度变化相混淆而无法判定。特别是对于脉络膜深层和巩膜，由于视网膜色素上皮（retinal pigment epithelium，RPE）及脉络膜毛细血管层的吸收，OCT 光束很难到达，因而这两处的 OCT 信号强度很弱，难与噪声区分。为了避免将噪声误判为血管信号，OCTA 设备一般会根据噪声的特点设定阈值，阈值以下强度的信号不予计算。

▶ **构建血管影像**

仅靠抽取组织断层影像信号强度的变化，并不能得到连续的血管影像，还需要反复重复这一操作从而得到 3D 信息（图 1-6）。前述的 en face 影像获得的基本原理为在断层影像中根据视网膜结构分层，然后在某一层次中仅利用血管影像信息成像，这样就可以观察特定层次中的二维血管影像。因此，为了获取准确、高精度的 OCTA 影像，不仅需要 B 扫描精确抽取断层影像信号强度的变化，还需要高精度的容积扫描（volume scan）和分层，提高这些要素的精度是今后获得高精度 OCTA 影像的技术要点。以容积扫描为例，目前的 OCTA 技术要较 OCT 进行更多的扫描以获得正确信息，若要获得高精度、广角的 OCTA 影像势必消耗大量的时间，此为将 OCTA 检查限定在小范围内的原因。

如前所述，脉络膜深层和巩膜由于 OCT 光束被吸收，OCT 信号强度很弱，为了避免将噪声误判为血管信号需经阈值处理，因此很多血管影像无法显示，但有报道在 RPE 萎缩的病例中，可以清晰地显示这些脉络膜血管。

# OCTA 影像解读时需要注意伪影的影响

OCT 阅片时，血管、出血及渗出等强信号结构会在后方留下伪影，常常会造成分层误差导致误判，这是 OCT 技术的固有问题，同样在 OCTA 影像中也存在。本节将从临床层面和技术层面，解读 OCTA 的伪影。

## ▶ 与受检眼情况相关的伪影

SD-OCT 采用波长 800nm 左右的光源，而 SS-OCT 则采用波长 1000nm 左右的光源，通常较长波长的光更容易获得深部组织的信息，而分辨率会相对下降。无论SD-OCT，抑或SS-OCT，都存在RPE中的色素和脉络膜毛细血管层高密度血管吸收、散射扫描光线的情况，因此获得的脉络膜信号较视网膜低。另外，白内障、玻璃体积血等屈光间质混浊的情况会导致整体OCT信号减弱，而飞蚊症等局部玻璃体混浊的情况会引起局部OCT信号减弱（图1-7）。

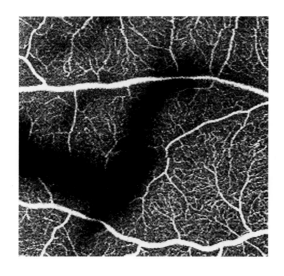

**图 1-7 玻璃体混浊致伪影一例**

由于玻璃体混浊，射向视网膜的OCT光束强度减弱，该区域的OCT断层影像呈低反射。若信号强度低至噪声水平，则经过OCTA分析软件中阈值处理，OCTA影像呈现黑色。

### ▶OCT影像生成过程中的伪影

OCTA成像的原理为在OCT光束扫描过程中，红细胞流动导致血管的反射光发生变化，抽取此变化量生成血管影像。由于是分析返回OCTA设备的反射光进一步形成影像，投射在视网膜外侧的高反射层（如RPE层）的波动信号也会被影像化而误判为血管影像（图1-8）。RPE层在OCT影像中表现为高反射带，由于在血管正下方，血管的投影会在其上形成局部辉度降低，这种反射强度的变化在OCTA图像中会显示为"血管影像"，即投射伪影（projection artefact）。

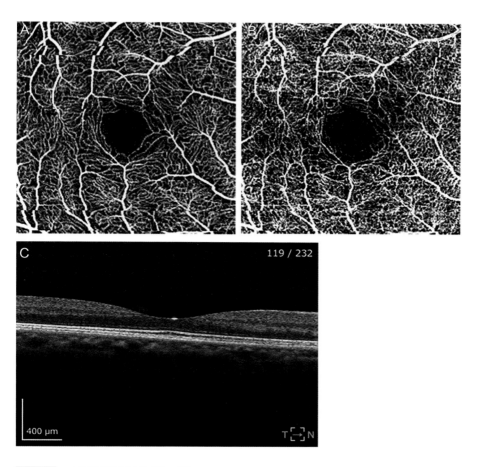

**图 1-8** RPE 层投射伪影一例

Ⓐ 视网膜表层血管影像。

Ⓑ 通过视网膜内层血管的 OCT 光束受到血流影响，导致血管下方的断层影像信号强度发生变化，进而致如图中所示，RPE 层形成"血管影像"的投射伪影。

Ⓒ 强度影像与去相关影像合成的 B 扫描影像，红色为去相关影像。红色的血流信号位于视网膜表层之外，也可见于 RPE 层。

　　外核层在 OCT 影像中表现为低反射，血管投影经过 OCTA 的噪声阈值处理会显示为暗的"血管影像"（图 1-9）。

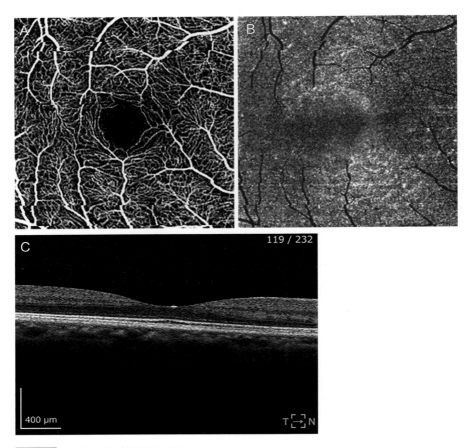

**图 1-9 外核层投射伪影一例**

A 视网膜表层血管影像。

B OCT 中外核层呈低反射，通过视网膜内层血管的 OCT 光束受到血流影响，有时导致血管下方的信号强度低至噪声水平，经过 OCTA 的噪声阈值处理会显示为黑线样的血管影像。

C 强度影像与去相关影像合成的 B 扫描影像，红色为去相关影像。外核层无红色的血流信号。

## ▶被检者眼球运动导致的伪影（motion artefact）

OCTA 可对同一部位重复扫描得到的数张断层影像进行比较，而如果被检者眼球运动，则会误对不同部位的影像进行比对，断层影像的去相关值会变大。如此获得的二维 OCTA 影像中，误比较部位形成白线

（去相关值高，图 1-10）。设备的眼球运动追踪系统不能完全追随眼球运动也会形成不连续的血管影像（图 1-11）。

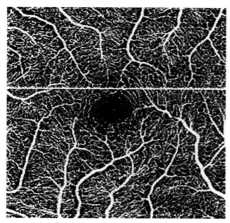

图 1-10　扫描位置对位不良导致伪影一例（白线）

OCTA 影像生成软件对数张断层影像比对时，如果对位精度欠佳，会造成去相关值过高而表现为白线。

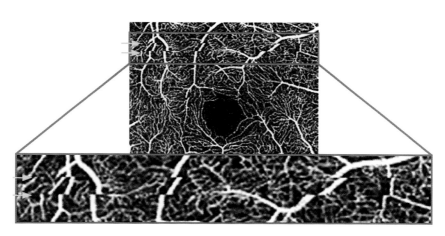

图 1-11　眼球运动追踪不良导致伪影一例（血管不连续）

设备的眼球运动追踪系统不能完全追随眼球运动，会形成血管影像的不连续。

▶**分层误差（segmentation error）导致的伪影**

　　OCTA 可以分层显示视网膜的血管影像，但如果分层出现误差，就会显示其他解剖层次的影像，可能出现伪影。扫描正常眼时一般不会出现分层误差，而患眼由于视网膜萎缩、水肿、出血、渗出或视网膜脱离的存在，分层误差比较常见（图 1-12）。

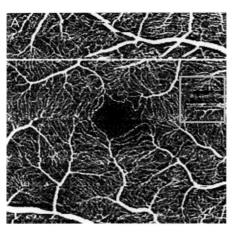

**图 1-12　分层误差导致伪影一例**

在断层影像右侧（**B**），人为地将 ILM（绿线）和 IPL/ILM（蓝线）错误分层。黄色方框内的 OCTA 影像无法显示，呈现条纹样（**A**）。

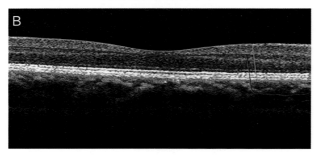

第 2 章

# 正常眼底

## 正常眼底的 OCTA 表现

人视网膜接受视网膜血管和脉络膜血管系统的双重血供：视网膜血管系统营养着自视网膜表层至外丛状层（outer plexiform layer，OPL）的内层视网膜，脉络膜血管系统营养着自外颗粒层（outer nuclear layer，ONL）至视网膜色素上皮层（RPE）的外层视网膜。视网膜血管系统，即视网膜中央动脉进一步分支为最表层的放射状视盘周围毛细血管（radial peripapillary capillaries，RPCs）层、浅层毛细血管网、中层毛细血管网及深层毛细血管网；脉络膜血管系统来源于睫状后短动脉，由脉络膜毛细血管层和脉络膜中大血管层构成，后者可进一步分为 Sattler 层和 Haller 层。

一直以来，眼底荧光血管造影（fluorescein angiography，FA）和眼底吲哚菁绿血管造影（indocyanine green angiography，ICGA）是视网膜血管病诊断的金标准，但是侵袭性检查的特性决定其存在着造影剂可能诱发过敏反应、反复检查患者不易接受等缺点。而 OCTA 为非侵袭性检查，可以对立体的血管结构进行评价。图 2-1 为正常眼的 FA、ICGA 及 OCTA 表现，接下来将对 OCTA 各血管层特点以及 OCTA 与 FA、ICGA 的不同表现进行说明。

OCTA 图像中的浅层视网膜（图 2-2A、E）通常指自神经纤维层（nerve fiber layer，NFL）至神经节细胞层（ganglion cell layer，GCL）的范围，多数品牌的 OCTA 评价自内界膜（internal limiting membrane，ILM）下 3μm 至内丛状层下（inner plexiform layer，IPL）15μm 这个层次。该层次的 OCTA 图像可以显示视网膜动静脉主干、浅层毛细血管网及 RPCs。视网膜动静脉主干在颞侧形成上、下血管弓，逐渐分支形成浅层毛细血管网。糖尿病视网膜病变中的视网膜内微血管异常（intraretinal

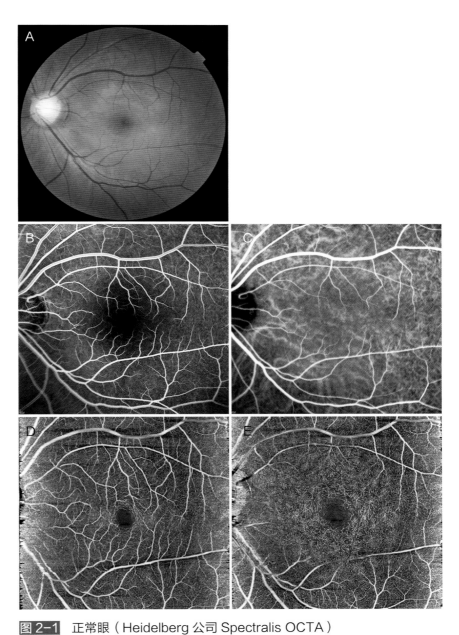

图 2-1　正常眼（Heidelberg 公司 Spectralis OCTA）
A 左眼眼底彩相。 B FA 24s。 C ICGA 24s。 D 浅层视网膜的 OCTA 图像。 E 深层视网膜的 OCTA 图像。

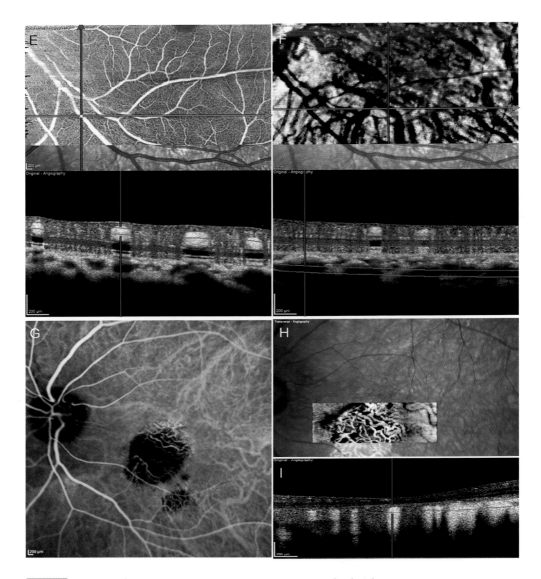

**图 2-2** 正常眼（Heidelberg 公司 Spectralis OCTA）（续）

**E**、**F** 浅层视网膜、脉络膜中大血管层（血管弓附近）的 OCTA 图像和 B 扫描图像（去相关影像）。

**G ~ I** 黄斑地图样萎缩病例的 ICGA（85s）和脉络膜中大血管层的 OCTA 图像和及 B 扫描图像（去相关影像）。

脉络膜中大血管层（图 2-2D、F）指 Bruch 膜下 100μm、厚约 40μm 的范围。如果没有 RPE 损伤，脉络膜中大血管在 OCTA 图像中呈现低信号，其原因可能为 RPE 吸收光线导致 OCT 在深层脉络膜信号强度减弱，经过降噪处理后血管影像描画困难；也可能原因为脉络膜血管直径较视网膜动静脉粗大，血流速度较快，容易产生湍流（雷诺数大）。但是，在黄斑地图样萎缩的病例中，REP 萎缩部位的脉络膜中大血管与视网膜血管一样呈现高信号（图 2-2G~I），故也有人提出 RPE 遮挡理论，但又无法解释脉络膜间质为何会呈现高信号。最终，RPE 遮挡理论与血流速度变化因素都不能完全解释脉络膜中大血管为何呈现低信号，因而对这一问题仍需进一步探究。

## FA、ICGA 与 OCTA 的差异

FA 检查可以显示视网膜动静脉以及部分浅层视网膜毛细血管网（图 2-3A、F），而 OCTA 浅层视网膜图像除显示视网膜动静脉外，还可清楚地显示浅层视网膜毛细血管网及 RPCs（图 2-3B、D），这一点优于 FA。此外，深层视网膜毛细血管网在 FA 检查中无法很好地显示，而 OCTA 图像不仅对其显示良好，还可以对糖尿病视网膜病变、视网膜静脉阻塞等疾病的深层视网膜毛细血管病变进行定量评价。但是，OCTA 的成像原理为通过检测红细胞运动来形成血管影像，因此在 FA 中的一些表现，如血管充盈迟缓、荧光素渗漏及组织着染等，在 OCTA 图像中却无法显示。然而，正是由于 OCTA 无法显示血浆渗漏，反而使其能够更详细地评价新生血管的形态特征。

ICGA 可以显示视网膜动静脉和脉络膜血管（图 2-3G），而如前所述，脉络膜血管在 OCTA 图像中呈现黑色（图 2-3F）。扫频 OCT（SS OCT）的正面影像对于脉络膜血管形态的评价具有优势，因此与频域 OCTA（SD OCTA）相比，扫频 OCTA 可以更好地评价脉络膜血管。本章仅涉及正常眼底内容，没有谈及脉络膜新生血管（choroidal neovascularization，CNV），ICGA 中显示良好的 CNV 在 OCTA 中同样可以很好地显示（参看本书第 3 章）。

FA 对于黄斑中心凹无血管区（foveal avascular zone，FAZ）评价困难，而 OCTA 可以分层、定量评价 FAZ 的面积等。在正常眼中，深层视网膜的 FAZ 面积较浅层大（图 2-4A、B），视网膜循环障碍时 FAZ 面积扩大（图 2-4C、D）。

# 第 3 章

# 黄斑疾病

　　OCT 血流成像（OCTA）可用于检查年龄相关性黄斑变性（AMD）等黄斑疾病的脉络膜新生血管（CNV）。一直以来，眼底荧光血管造影（FA）和眼底吲哚菁绿血管造影（ICGA）是检查 CNV 的金标准，OCT 的 B 扫描影像只用于辅助诊断。可是对于不少病例是否存在CNV，即使是专家之间也存在意见分歧。此时可以利用OCTA的优势。FA/ICGA 与 OCT 检查疑诊 CNV 的时候，若 OCTA 检查在脉络膜毛细血管层或视网膜外层发现血管成分的话，即可确诊 CNV。

　　与 FA/ICGA 相比，OCTA 无荧光渗漏这一特点既是其优势也是其缺点。优势在于容易判定 CNV，缺点在于难以评价 CNV 是否活动。因此 OCTA 并不能取代 FA/ICGA 来诊断黄斑疾病，而是与 FA/ICGA 互相组合使诊断更加准确，更加客观。

　　另外，现在的 OCTA 难以对脉络膜进行影像化。虽然可以获取脉络膜毛细血管层的血管成分的影像，并不能对错综复杂的脉络膜血管网进行充分解析和定量评价。视网膜色素上皮（RPE）的萎缩、缺损部位的脉络膜中大血管显示为高反射影像（图 3-1），其他部位呈现低反射图像。即便使用高穿透的扫频 OCT（swept-source OCT），也是同样。

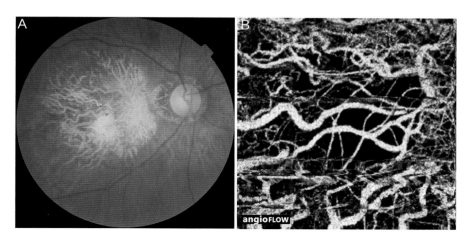

**图 3-1** RPE 萎缩部位的 OCTA 图像（脉络膜层）

A 右眼眼底照片。渗出型 AMD 治疗后无渗出性病变，黄斑部 RPE 呈现萎缩。B OCTA
影像，可见 RPE 萎缩部位的脉络膜层的中大血管。

# 渗出型 AMD（type1 CNV）

在日本一般把渗出型 AMD 分为典型 AMD、息肉样脉络膜血管病变（PCV）和视网膜血管瘤样增殖（PAP）3 种。而在欧美，多参照 Gass 提出的病理学分类和 Freund 提倡的概念进行分类：CNV 局限在 RPE 下称为 type 1 CNV；伸展到 RPE 上（视网膜下）称为 type 2 CNV；新生血管与视网膜血管和脉络膜血管双方都有交通者（即 RAP），称为 type 3 新生血管。

| 病例<br>1<br>图 3-2 | 70 岁女性 |
| | 渗出型 AMD（type1 CNV） |
| | 左眼矫正视力 1.0 |

眼底照片可见软性玻璃膜疣，无明显的渗出性改变与 CNV。FA 中可见黄斑部有轻度的荧光渗漏，疑似隐匿性 CNV。ICGA 显示 CNV 斑块，但周围的玻璃膜疣也有着染，容易混淆。OCT 的 B 扫描影像可见中心凹有微小的 RPE 隆起和 Bruch 膜分离。应用既往检查手段容易漏诊 CNV 的存在，而 OCTA 影像可以明确显示在脉络膜毛细血管水平存在 CNV。由于不受荧光素渗漏的影响，CNV 的血管构造较 FA/ICGA 显示更加清晰。在 FA/ICGA、OCT 检查的基础上同时实施 OCTA 检查，可以使诊断更加明确。

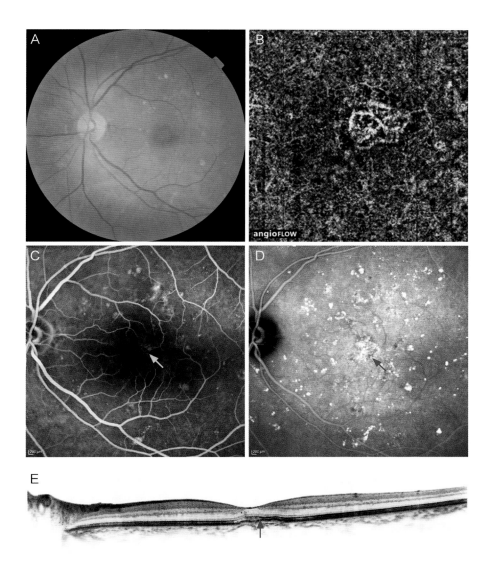

**图 3-2** OCTA 检出渗出型 AMD 的 CNV

Ⓐ 左眼眼底照片。可见软性玻璃膜疣。Ⓑ OCTA 影像，清晰显示脉络膜毛细血管水平 CNV 的血管构造。Ⓒ FA 影像，可见轻度荧光渗漏（➡），提示活动性低的隐匿性 CNV。Ⓓ ICGA 晚期影像，可见 CNV 斑块（➡）。Ⓔ 通过中心凹的 OCT 水平 B 扫描影像。可见轻度的浆液性视网膜脱离，提示 CNV 存在的 RPE 隆起和 Bruch 膜分离（➡）。

| 病例<br>2<br>图 3-3 | 74 岁男性 |
| | 渗出型 AMD（type1 CNV） |
| | 右眼矫正视力 0.4 |

  眼底照片中可见软性玻璃膜疣、浆液性视网膜脱离及 RPE 萎缩引起的色素脱失。FA 中可见中期至晚期的荧光渗漏，疑诊为隐匿性 CNV。ICGA 未能清晰显示 CNV。OCT 的 B 扫描影像可见浆液性视网膜脱离、RPE 隆起和 Bruch 膜分离。这种表现也可见于中心性浆液性脉络膜视网膜病变（CSC），特别是慢性 CSC，因此难以判断此病例是 type1 CNV 还是慢性 CSC。诊断不同，治疗方法亦不同，故确定 CNV 的存在具有重要的意义。OCTA 影像中，在脉络膜毛细血管水平的 CNV 一目了然。由于无荧光素渗漏的影响，CNV 的血管构造清晰可见。对于慢性 CSC 和 type1 CNV 的鉴别诊断，OCTA 十分有用。

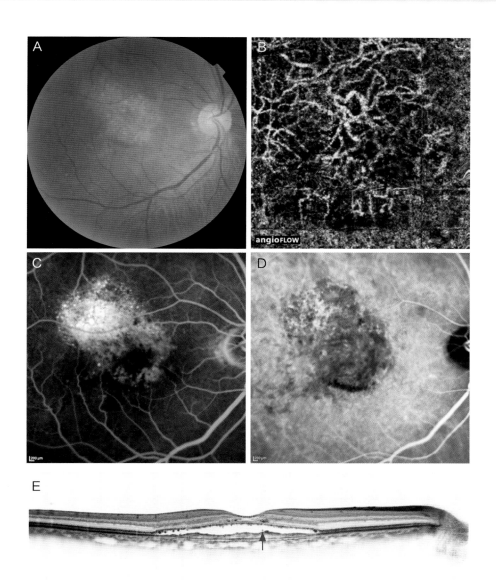

**图 3-3** OCTA 检出渗出型 AMD 的 CNV

🄰 右眼眼底照片。可见 RPE 萎缩引起的色素脱失。🄱 OCTA 影像，可见脉络膜毛细血管水平的 CNV，血管结构清晰可见。🄲 FA 影像，可见荧光渗漏，为隐匿性 CNV。🄳 ICGA 影像，CNV 显示不清。🄴 通过中心凹的 OCT 水平 B 扫描影像。显示浆液性视网膜脱离，提示 CNV 存在的 RPE 隆起和 Bruch 膜分离（➡）。

# 渗出型 AMD（type2 CNV）

| 病例 3 图 3-4 | 70 岁男性 |
| --- | --- |
| | 渗出型 AMD（type2 CNV） |
| | 右眼矫正视力 0.2 |

眼底照片可见浆液性视网膜脱离及视网膜下出血。早期 FA 影像中可见荧光渗漏，显示典型性 CNV。ICGA 影像中显示 CNV 的血管结构。OCT 的 B 扫描影像可显示浆液性视网膜脱离和视网膜下高反射病变。高反射病变可考虑为视网膜下出血及 CNV。结合 FA 表现，视网膜下的高反射病变内存在 CNV 的可能性很高，但仅靠 B 扫描影像则难以确定。该病例的 OCTA 影像中明确可见脉络膜毛细血管水平的 CNV，并伸展至视网膜外层水平。如此结合 FA/ICGA、OCT（B 扫描）及 OCTA，使 type 2 CNV 的诊断更加明确。

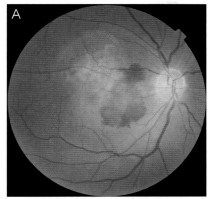

### 图 3-4 OCTA 检出渗出型 AMD 的 CNV （type2 CNV）

Ⓐ 右眼眼底照片。可见视网膜下出血及浆液性视网膜脱离。Ⓑ FA 早期影像，显示荧光渗漏和典型性 CNV。Ⓒ ICGA 影像，可见 CNV（ → ）。Ⓓ 通过中心凹的 OCT 水平 B 扫描影像，可见浆液性视网膜脱离和视网膜下的高反射病变，包括视网膜下出血（ ► ）和 CNV（ → ）。Ⓔ、Ⓕ OCTA 的视网膜外层（Ⓔ）和脉络膜毛细血管层（Ⓕ）影像，可见 CNV，其血管结构清晰。

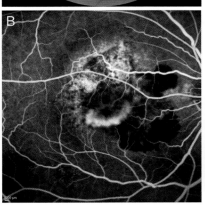

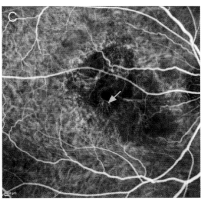

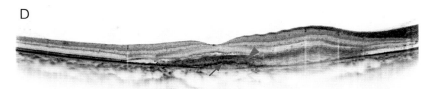

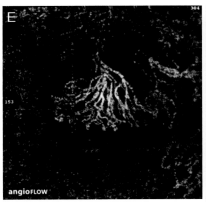

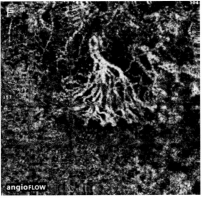

# PCV

PCV 大约占日本人渗出型 AMD 的 50%。临床特征是检眼镜下可见橘红色隆起状病灶，ICGA 影像中可见特征性的息肉状病灶和异常血管网。在日本，将 PCV 分类为渗出型 AMD 的特殊类型，但其究竟为 CNV 还是脉络膜血管异常，目前无确切的病理学研究结果支持，尚存在争议，期待 OCTA 影像对此提供新的证据。

| 病例 4 图 3-5 | 80 岁男性 |
| --- | --- |
| | PCV |
| | 右眼矫正视力 0.7 |

眼底照片中可见色素上皮脱离和色素异常。中心凹中可见橘红色隆起状病灶。FA 影像显示，RPE 萎缩部位表现为窗样缺损，色素上皮脱离内荧光积存。ICGA 影像中可见息肉状病灶及异常血管网，诊断为 PCV。OCTA 影像中可见与 ICGA 类似的息肉状病灶。ICGA 影像中的异常血管网与病例 2 具有同样的构造，为 type1 CNV。PCV 的 OCTA 影像除了表现为息肉状病灶以外，与 type1 CNV 没有区别，支持 PCV 为 CNV 的假说。另外，OCTA 并不能检查出全部息肉状病灶，这是由于分层误差还是由于息肉状病灶内血细胞运动的影响目前尚且不明，是今后的研究课题。

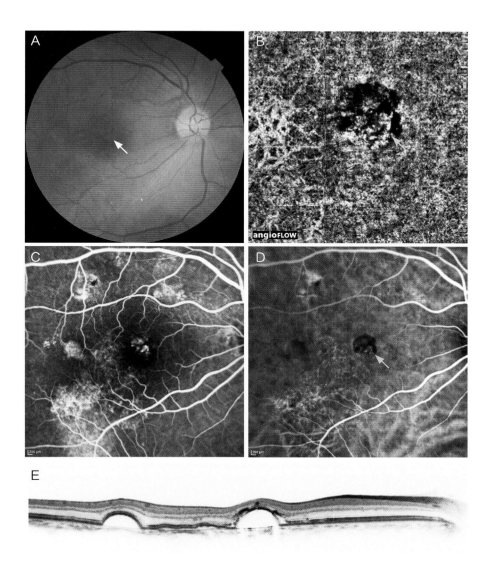

**图 3-5** OCTA 检出 PCV 的 CNV

A 右眼眼底照片。可见色素上皮脱离（⇨）及色素上皮异常。B OCTA 影像，可见脉络膜毛细血管层的异常血管网和息肉状病灶的瘤样构造（→）。C FA 影像，可见荧光渗漏，为隐匿性 CNV。D ICGA 影像，显示息肉状病灶（→）和异常血管网。E 通过中心凹略上方的 OCT 水平 B 扫描影像。可见色素上皮脱离和 Bruch 膜分离。

| 病例 5 | 80 岁男性 |
| --- | --- |
| | PCV |
| 图 3-6 | 左眼矫正视力 0.7 |

　　眼底照片由于白内障的影响略显不清。照片中可见小的玻璃膜疣，难以分辨是否有橘红色隆起状病灶。FA 显示轻度的荧光渗漏。ICGA 显示息肉状病灶与异常血管网，诊断为 PCV。OCT 的 B 扫描影像显示浆液性视网膜脱离、Bruch 膜分离及息肉状病灶引起的 RPE 隆起。该病例的 OCTA 影像与病例 4 一样，异常血管网部位与 type1 CNV 具有同样的表现，相当于息肉状病灶的部位表现为 CNV 样构造。ICGA 影像中表现为瘤状的息肉样病灶，OCTA 影像中既可表现为瘤状血管结构（病例 4），也可表现为类似 CNV 样的构造（本病例）。

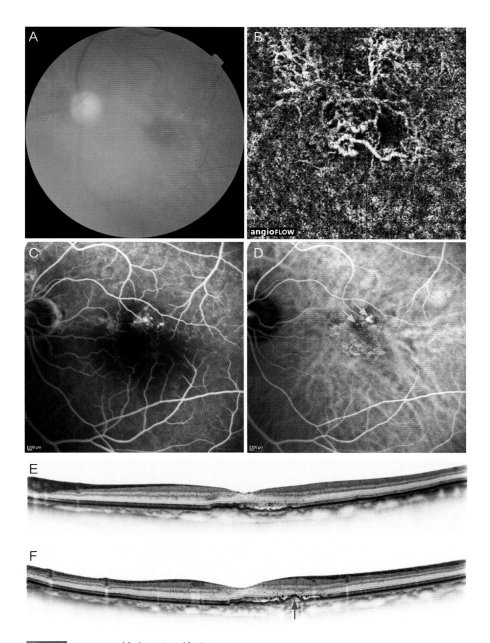

**图3-6** OCTA 检出 PCV 的 CNV

**A** 左眼眼底照片。**B** OCTA 影像。可见脉络膜毛细血管层的异常血管网和息肉状病灶的血管结构（→）。**C** FA 影像，可见荧光渗漏，为隐匿性 CNV。**D** ICGA 影像，显示息肉状病灶（→）和异常血管网。**E**、**F** 通过中心凹的 OCT 水平（**E**）和垂直（**F**）B 扫描影像。可见轻度浆液性视网膜脱离、息肉样病灶所致的色素上皮脱离（→）和 Bruch 膜分离。

# 脉络膜增厚性新生血管病变（pachychoroid neovasculopathy）

脉络膜增厚性新生血管病变（pachychoroid neovasculopathy）是继发于 CSC 或脉络膜增厚性色素上皮病变（pachchoriod pigment epitheliopathy，PPE：具有与 CSC 同样的脉络膜增厚的表现但无浆液性视网膜脱离的 CSC 不完全型）的 CNV，为 Freund 于 2015 年提出的新的疾病概念。脉络膜增厚性新生血管病变与经过玻璃膜疣、色素上皮异常后发生 CNV 的渗出型 AMD 在 CNV 的发生过程、发病机制上可能有所不同，我们的研究证实两者在遗传学上确有明显不同。一直以来，我们认为亚洲人与欧美人的 AMD 表型差异很大，脉络膜增厚性新生血管病变这一概念可能部分说明这种差异。这一概念今后会成为 AMD 研究的热点。

## ▶我们采用的脉络膜增厚性新生血管病变诊断标准

- 存在 CNV；
- 双眼无玻璃膜疣（AREDS level1：没有玻璃膜疣或只有少量的硬性玻璃膜疣）；
- 脉络膜增厚（两眼中心凹下脉络膜厚达 200μm 以上）；
- ICGA 显示脉络膜血管通透性亢进；
- 伴随脉络膜血管扩张的 RPE 异常。

| 病例 6 图 3-7 | 70 岁男性 |
| --- | --- |
| | 脉络膜增厚性新生血管病变 |
| | 左眼矫正视力 1.5 |

眼底照片中可见视网膜下出血、浆液性视网膜脱离，但无玻璃膜疣。FA 显示隐匿性 CNV。EDI（enhanced-depth imaging）-OCT 的 B 扫描影像中可见浆液性视网膜脱离、Bruch 膜分离、RPE 隆起、脉络膜增

厚及脉络膜血管扩张。OCTA 影像显示明确的 CNV。CSC 病例经过长期过程后有发生 CNV（即脉络膜增厚性新生血管病变发病）的可能，OCTA 在 CSC 的长期随访中有重要作用。

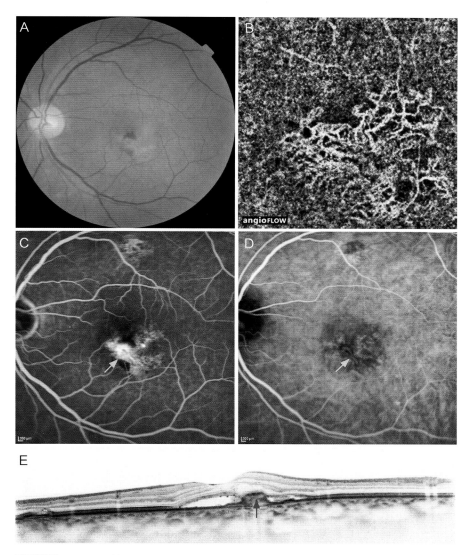

**图 3-7** OCTA 检出脉络膜增厚性新生血管病变的 CNV

Ａ 左眼眼底照片。显示视网膜下出血、浆液性视网膜脱离，无玻璃膜疣。Ｂ OCTA 影像，可见脉络膜毛细血管层 CNV 血管结构。Ｃ FA 中～晚期影像，可见荧光渗漏（⟶），为隐匿性 CNV。Ｄ ICGA 影像，可见部分 CNV（⟶）。Ｅ 通过中心凹的 EDI-OCT 垂直 B 扫描影像，显示脉络膜增厚、RPE 隆起及 Bruch 膜分离（⟶）。

# RAP（type 3 新生血管）

RAP 大约占日本人渗出型 AMD 的 5%。RAP 多见于高龄女性，双眼发病较多。患者眼底可见视网膜内出血，典型眼底表现为大量的网状假性玻璃膜疣（reticular pseudodrusen）和软性玻璃膜疣。ICGA 对诊断有帮助，可见被称作"热点（hot spot）"的强荧光，影像中多可以见到与视网膜血管形成的吻合（chorioretinal anastomosis）。OCT 表现为瘤状隆起、呈被称为"bump sign"的特征性改变。RAP 中多为双眼发病，抗 VEGF 治疗后经常复发，需密切随访。

| 病例<br>**7**<br>图3-8、图3-9 | **98 岁男性** |
| | **RAP** |
| | **右眼矫正视力 0.15，左眼矫正视力 0.2** |

眼底照片中可见多发的软性玻璃膜疣和网状假性玻璃膜疣。FA 显示明显的荧光渗漏，可见囊样荧光蓄积。OCT 显示囊样黄斑水肿及色素上皮脱离，左眼可见特征性的 bump sign，诊断为 RAP。右眼 OCTA 影像可见视网膜外层的新生血管，与 ICGA 中 "热点"的形态一致，这一所见印证了 RAP 病例视网膜内存在新生血管的假说。由于固视不良，未能获得良好画质的左眼 OCTA 影像。对于视力不佳、固视不良病例的 OCTA 摄影困难，期待改进。

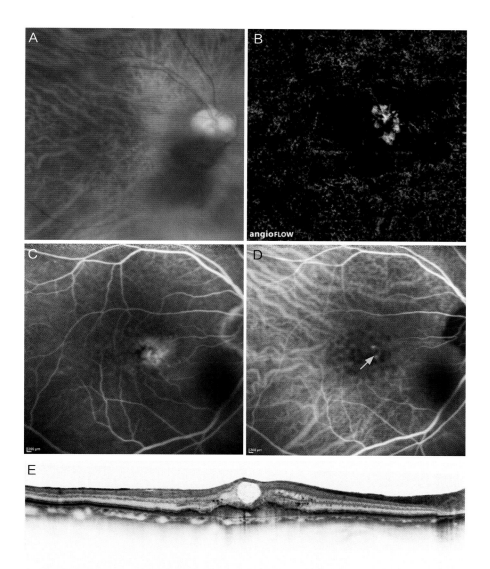

图 3-8　OCTA 检出 RAP 的 CNV

Ａ 右眼超广角 SLO 眼底照片，显示多发软性玻璃膜疣，上方可见网状假性玻璃膜疣。
Ｂ OCTA 影像，可见视网膜外层的新生血管成分。Ｃ FA 影像显示荧光渗漏，囊样荧光
积存。Ｄ ICGA 影像，显示"热点"（ ⟶ ）。可见上方网状假性玻璃膜疣所致的低荧光。
Ｅ 通过中心凹的 OCT 水平 B 扫描影像，显示囊样黄斑水肿、纤维血管性 PED。

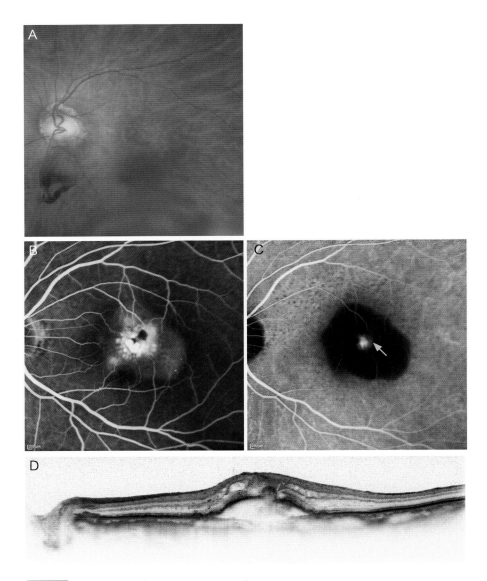

### 图 3-9 RAP 病例（图 3-8 的对侧眼）

Ａ 左眼超广角 SLO 眼底照片，显示色素上皮脱离、软玻璃膜疣，上方可见网状假性玻璃膜疣。Ｂ FA 影像，显示荧光渗漏、囊样荧光积存。Ｃ ICGA 影像，可见"热点"处与视网膜动静脉吻合（ ➡ ），伴色素上皮脱离，可见上方网状假性玻璃膜疣所致的低荧光。Ｄ 通过中心凹的 OCT 水平 B 扫描影像，显示囊样黄斑水肿、色素上皮脱离及瘤状隆起（bump sign， ➡ ）。

# 萎缩型 AMD

萎缩型 AMD 是指具有地图样萎缩（GA）的 AMD。年龄相关性眼病研究（Age-Related Eye Disease Study，AREDS）中 GA 病灶为眼底照片中边界清楚的圆形、椭圆形低色素、脱色素或 RPE 缺损部位，与周围视网膜相比，可以更加清楚地观察到脉络膜血管。GA 通常发生于玻璃膜疣（reticular pseudodrusen）较多的病例，在玻璃膜疣退缩时形成 GA。另外，GA 多并发网状假性玻璃膜疣，有报告称，网状假性玻璃膜疣与 GA 的发生密切相关。在 OCTA 影像中，GA 区脉络膜毛细血管缺损，呈现脉络膜中大血管的影像。

| 病例8 图 3-10 | 85 岁男性 |
| --- | --- |
| | GA |
| | 右眼矫正视力 1.2 |

眼底照片中可见边界清楚的 GA，GA 内可透见脉络膜血管。眼底自发荧光显示为低自发荧光，明确可见 RPE 萎缩范围。OCT 中可见 GA 区的外界膜、椭圆体带消失，下方脉络膜、巩膜的反射增强。脉络膜毛细血管层的 OCTA 影像中可见脉络膜中大血管，范围与 GA 区一致。本例中可见脉络膜中大血管变细。

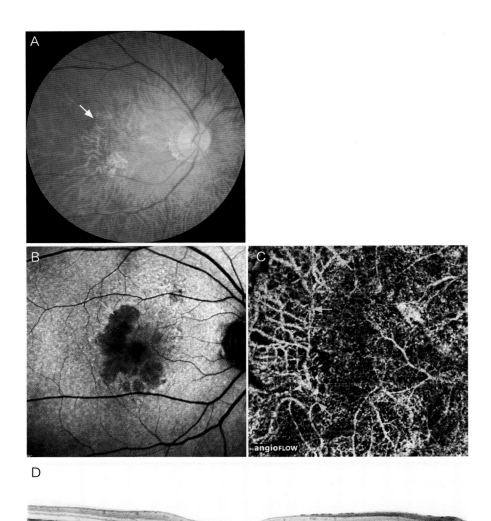

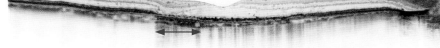

**图3-10** GA 的 OCTA 表现

Ⓐ 右眼眼底照片，可见边界清楚的 GA 病灶（⇨）及网状假性玻璃膜疣。Ⓑ 眼底自发荧光，显示 GA 区呈现明显的局部低自发荧光（→）。Ⓒ OCTA 影像，可见与 GA 区一致的脉络膜中大血管（→）。Ⓓ 通过中心凹的 OCT 水平 B 扫描影像，可见 GA 区（↔）的椭圆体带和外界膜缺失。局部脉络膜变薄，脉络膜血管变细。

# 近视性 CNV 与单纯黄斑出血

近视性 CNV（myopic CNV）是临床上最适用 OCTA 检查的疾病之一。由于涉及是否应用抗 VEGF 治疗，其与不伴有 CNV 的单纯黄斑出血的鉴别十分重要，而 OCTA 在鉴别诊断上可以发挥重要作用。

| 病例 9 图 3-11 | 71 岁女性 |
| --- | --- |
| | 近视性 CNV |
| | 左眼矫正视力 0.5，眼轴长 27.63mm |

眼底照片中可见视网膜下出血及提示为 CNV 的灰白色病灶。OCT 中可见视网膜下高反射病灶。FA 表现为典型性 CNV，诊断为近视性 CNV。OCTA 影像显示 CNV 位于视网膜外层及脉络膜毛细血管层。典型的近视性 CNV 为穿破 RPE 延伸到视网膜下的 type 2 CNV。OCTA 影像的视网膜外层有无血管成分，对于判定近视性 CNV 十分重要。

| 病例 10 图 3-12 | 55 岁女性 |
| --- | --- |
| | 单纯黄斑出血 |
| | 右眼矫正视力 0.8，眼轴长 28.71mm |

眼底照片中可见视网膜出血。OCT 中可见视网膜内出血及浆液性视网膜脱离，未见 RPE 隆起。FA 中未见荧光渗漏，疑为单纯黄斑出血。由于出血导致的阻挡，尚不能完全排除 CNV 存在的可能，通过上述检查难以判断是近视性 CNV，抑或单纯黄斑出血。而采用 OCTA 检查，发现在视网膜外层和脉络膜毛细血管层均无异常血管，可以诊断为单纯黄斑出血。此类病例无须抗 VEGF 治疗，出血会被自然吸收。

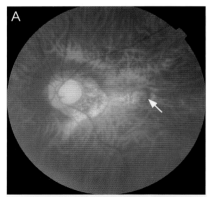

### 图 3-11　OCTA 检出近视性 CNV

**A** 左眼眼底照片。可见提示为 CNV 的灰白色病灶（⇨）。
**B** FA 影像。可见荧光渗漏，表现为典型性 CNV（→）。
**C** ICGA 影像，显示 CNV 的血管结构（➡）。**D** 通过
中心凹的 OCT 水平 B 扫描影像。可见视网膜下提示为
CNV 的高反射病灶（→）。**E**、**F** OCTA 的视网膜外
层（**E**）与脉络膜毛细血管层（**F**）影像，可见 CNV。

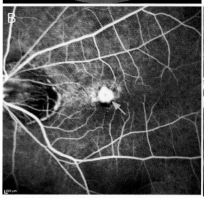

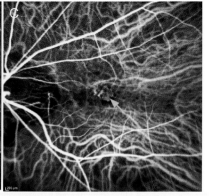

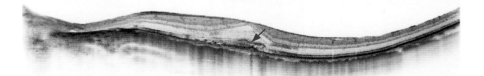

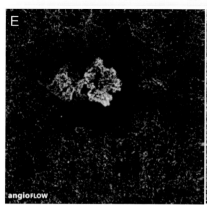

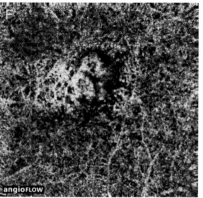

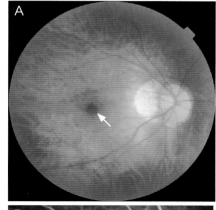

**图 3-12　单纯黄斑出血的 OCTA 表现**

**A** 右眼眼底照片。可见视网膜出血（⇒）。**B** FA 影像，未见荧光渗漏。**C** ICGA 影像。未见 CNV。**D** 通过中心凹的 OCT 水平 B 扫描影像。可见视网膜下出血及浆液性视网膜脱离。**E**、**F** OCTA 的视网膜外层（**E**）及脉络膜毛细血管层（**F**）影像，均未见 CNV。

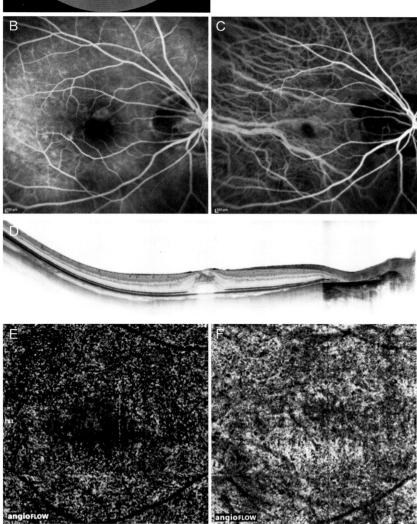

# 眼底血管样条纹

眼底血管样条纹（angioid streaks，AS）为先天性全身弹性纤维变性疾病。Burch 膜的弹性纤维变性、断裂，眼底呈现特征性的色素线条。有时在断裂的 Bruch 膜处会发生 CNV，治疗效果欠佳。因此在随访中早期发现 CNV 尤为重要。典型表现为伸展到 RPE 上方的 type 2 CNV，偶尔也表现为 type 1 CNV。

| 病例<br>11<br>图 3-13 | 52 岁男性 |
| --- | --- |
| | AS |
| | 右眼矫正视力 0.9 |

眼底照片中可见色素条纹，黄斑部中可见黄白色病灶及少量视网膜下出血。FA 表现为典型性 CNV。ICGA 中可见 CNV。OCT 中可见视网膜下高反射病灶，并提示 CNV 向视网膜下伸展。OCTA 影像的视网膜外层和脉络膜毛细血管层中可见 CNV。OCTA 影像中，上方的 CNV 与 ICGA 具有相同的形态，下方的 CNV 的 OCTA 影像则显示更加清晰。

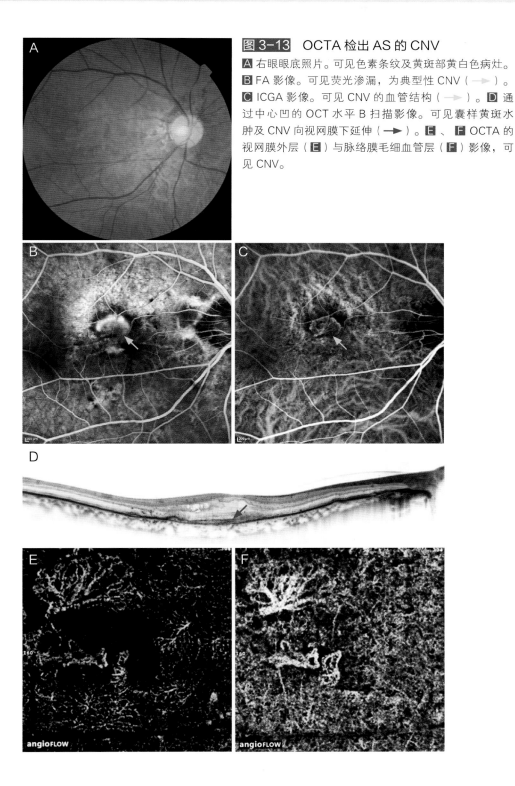

**图 3-13** OCTA 检出 AS 的 CNV

**A** 右眼眼底照片。可见色素条纹及黄斑部黄白色病灶。**B** FA 影像。可见荧光渗漏，为典型性 CNV（➡）。**C** ICGA 影像。可见 CNV 的血管结构（➡）。**D** 通过中心凹的 OCT 水平 B 扫描影像。可见囊样黄斑水肿及 CNV 向视网膜下延伸（➡）。**E**、**F** OCTA 的视网膜外层（**E**）与脉络膜毛细血管层（**F**）影像，可见 CNV。

## 黄斑中心凹旁毛细血管扩张症

黄斑中心凹旁毛细血管扩张症（macular telangiectasia，MacTel）由两种不同的疾病群构成。1型MacTel多见于中年男性，单眼发病，表现为中心凹颞侧的毛细血管瘤、黄斑囊样水肿及硬性渗出。2型MacTel发病与性别无关，中年后双眼发病，表现为中心凹颞侧的视网膜菲薄化、囊腔形成及色素沉着等。最近采用OCTA的研究发现，疾病早期视网膜深层血管发生变化。

| 病例<br>12<br>图3-14 | **74岁男性** |
| | **1型MacTel** |
| | **左眼矫正视力0.5，无糖尿病既往史** |

眼底照片中可见视网膜点状出血、毛细血管瘤及硬性渗出。OCT中可见黄斑囊样水肿及浆液性视网膜脱离。FA中可见中心凹颞侧的毛细血管瘤，诊断为1型MacTel。OCTA影像显示视网膜浅层血管网中颞侧毛细血管扩张，视网膜深层血管网中可见毛细血管瘤。FA与OCTA相比较，FA更适于检查毛细血管瘤，而OCTA能更好地显示毛细血管网。

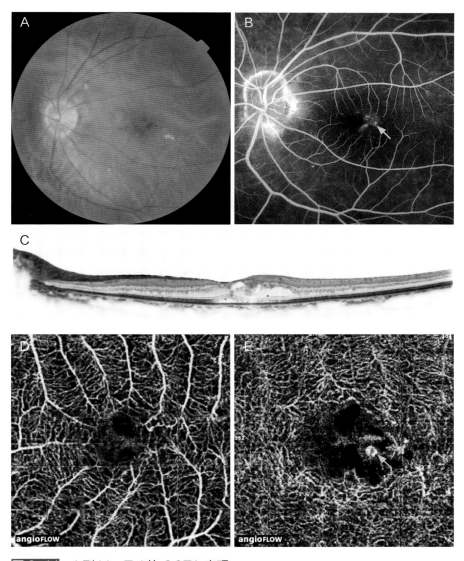

**图 3-14** 1 型 MacTel 的 OCTA 表现

A 左眼眼底照片。可见视网膜点状出血及硬性渗出。B FA 影像，可见中心凹颞侧的毛细血管瘤（ → ）。C 通过中心凹的 OCT 水平 B 扫描影像，可见黄斑囊样水肿及浆液性视网膜脱离。D、E 浅层毛细血管网（D）与深层毛细血管网（E）的 OCTA 影像。视网膜浅层血管网（D）中可见中心凹颞侧毛细血管扩张，视网膜深层血管网（E）中可见毛细血管瘤（ → ）。

| 病例 13 图 3-15 | 78 岁男性 |
|---|---|
| | 2 型 MacTel |
| | 右眼矫正视力 1.2 |

Gass 分期 stage 3、中期 2 型 MacTel 病例。眼底照片中可见中心凹颞侧的视网膜透明度下降。FA 中可见中心凹颞侧荧光渗漏。眼底自发荧光显示中心凹颞侧黄斑色素遮挡不足，提示黄斑色素减少。无红光（red free）显示中心凹颞侧反射增强。这些改变提示 Muller 细胞变性，是 2 型 MacTel 的特异性表现。OCT 中可见视网膜菲薄化，视网膜内外层囊腔形成。与 1 型 MacTel 不同，2 型无视网膜水肿，而呈现视细胞变性的改变。OCTA 影像表现为视网膜深层血管网的毛细血管扩张，视网膜外层无血管成分。

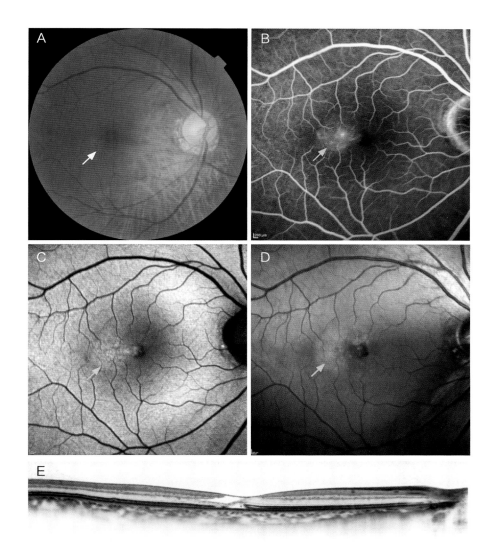

**图 3-15** 2 型 MacTel 的 OCTA 表现

A 右眼眼底照片。中心凹颞侧的视网膜透明度降低（⟹）。B FA 影像。显示中心凹颞侧轻微荧光渗漏（→）。C 眼底自发荧光。可见中心凹颞侧黄斑色素遮挡不足（→）。D 无红光（red free）影像。可见黄斑反射增强（→）。E 通过中心凹的 OCT 水平 B 扫描影像。可见视网膜内外层的囊腔形成，无网膜水肿，反呈现菲薄化。

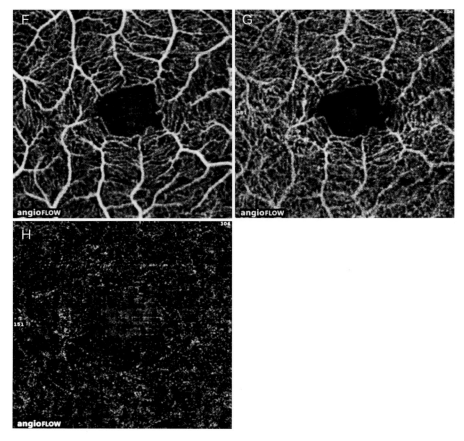

**图 3-15（续）** 2 型 MacTel 的 OCTA 表现

F ～ H 为浅层毛细血管网（F）、深层毛细血管网（G）、视网膜外层（H）的 OCTA 影像。
视网膜深层毛细血管网（G）影像中可见毛细血管扩张。

| 病例 14 图 3-16 | 78 岁男性 |
| --- | --- |
| | 2 型 MacTel |
| | 左眼矫正视力 0.8 |

　　Gass 分期的 stage 4、晚期的 2 型 MacTel 的病例。眼底照片中可见中心凹颞侧的视网膜透明度降低及色素沉着。FA 显示中心凹颞侧荧光渗漏较强，色素沉着部位被荧光遮蔽。眼底自发荧光显示中心凹颞侧黄斑色素遮挡不足和色素沉着引起的遮挡。OCT 中可见视网膜菲薄化，视网膜内外层囊腔形成，色素沉着至视网膜内层。OCTA 影像中可见视网膜深层的毛细血管扩张明显，色素沉着部位的视网膜外层影像中可见血管成分。这一所见印证了 MacTel 色素沉着形成原因的假说：在视网膜深层血管长入视网膜外层的过程中，RPE 反应性增殖、游走，最终形成色素沉着。

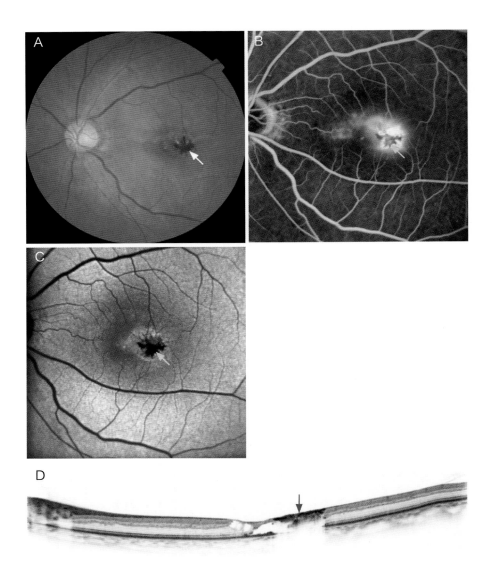

**图 3-16** 2 型 MacTel 的 OCTA 表现

A 左眼眼底照片。中心凹颞侧视网膜透明度降低，色素沉着（⇨）。B FA 影像。可见中心凹颞侧荧光渗漏，色素沉着至荧光遮挡（→）。C 眼底自发荧光。可见黄斑色素遮挡不足和色素沉着引起的遮挡（→）。D 通过中心凹的 OCT 水平 B 扫描影像。可见视网膜内外层囊腔形成，颞侧的色素沉着至视网膜内层。

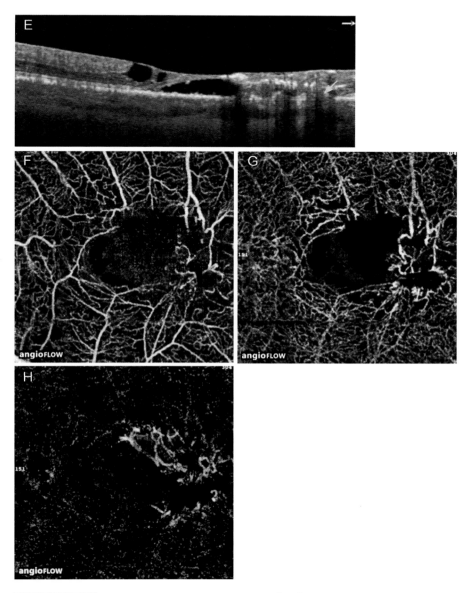

**图 3-16（续）** 2 型 MacTel 的 OCTA 表现（续）

**E** 在颞侧的视网膜外层影像中可以看到表示血流的红色去相关信号（➡️）。**F** ~ **H** 为浅层毛细血管网（**F**）、深层毛细血管网（**G**）、视网膜外层（**H**）的 OCTA 影像。视网膜深层毛细血管网（**G**）影像中可见毛细血管扩张，毛细血管伸展至视网膜外层（**H**）。

第 **4** 章

# 青光眼

# 视盘

图 4-1 为 78 岁男性的正常眼。浅层视网膜的毛细血管网在视盘全周密集分布，未见局部缺损（图 4-1B）。OCTA 全层影像（图 4-1C）显示，视盘整体呈现高信号，可见筛板血流（图 4-1D，►）和脉络膜血流（图 4-1D、E，►）。图 4-1E 中也可见在筛板的血流信号（►），但不能排除其为筛板前组织内血流的投射伪影（projection artifact），故对筛板的血流评价困难。

▶ **需要注意的问题**

● 目前的 OCTA 影像，存在浅层信号被投影到深层（投射伪影，projection artifact）的情况，解读时需要确定血流信号究竟来自哪一层次。

● 考虑到对深部组织的穿透力，采用 SD-OCT 常规扫描评价筛板深部血流是困难的。

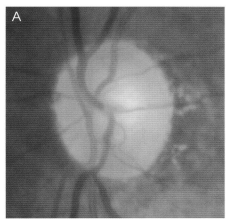

## 图 4-1　正常眼（AngioVue OCTA）

Ａ 左眼视盘照片。Ｂ 表层（ILM 以下 100μm）的 en face OCTA 影像。Ｃ 全层（ILM 以下的全部信号）的 en face OCTA 影像。眼底照片中视盘边缘在 OCTA en face 影像上用红圈表示。Ｄ 、Ｅ OCTA B 扫描去相关影像。

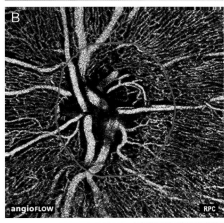

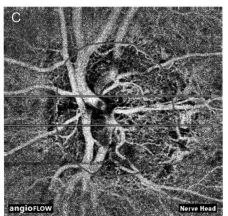

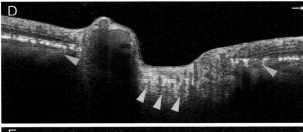

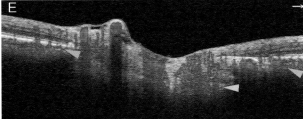

# 原发性开角型青光眼

| 病例<br>1<br>图 4-2、图 4-3 | 73 岁男性 |
| --- | --- |
| | 原发性开角型青光眼 |
| | 右眼视力 1.0（矫正 1.5，球镜 +1.5D，柱镜 −1.25D×70°） |

基线眼压大于 21mmHg，使用 3 类共 4 支抗青光眼药物点眼，眼压控制在 14~16 mmHg 之间。眼底照片（图 4-2A）中可见自颞下至下方大范围的视网膜神经纤维层（retinal nerve fiber layer，RNFL）缺损及颞上方小范围 RNFL 缺损。Humphrey 24-2 静态视野检查中可见上方的视野缺损（图 4-2C），视盘周围视网膜神经纤维层（circumpapillary RNFL，cpRNFL）通过中心凹及中心凹和视盘间的垂直扫描 OCT 影像中可见下方 RNFL 变薄（图 4-2B、D、E，◄►）。颞上方小范围 RNFL 变薄，厚度尚可（图 4-2B、D、E，◄►）。

OCTA 影像中可见自颞下方至下方的视网膜毛细血管减少（图 4-3B，►）。颞上方与小范围神经纤维层缺损（nerve fiber layer defect，NFLD）对应部位的视网膜毛细血管缺损并不明显。视盘内部的信号强度整体降低，特别是与视野缺损部位一致的下方信号强度减弱（图 4-3C，►）。图 4-3D 中可见筛板前组织和筛板内的血流均降低（►）。另外，在视盘周围视网膜络膜萎缩（peripapillary atrophy，PPA）区域中可见全层血流低下所致的低信号（图 4-3C，►）。此处视网膜血流和脉络膜血流均减弱（图 4-3E，►）。

众所周知，视盘和视网膜的血流障碍与青光眼的发生有关。筛板处视网膜神经节细胞的轴突损害被认为是青光眼性视神经病变的原因，除了物理压迫，筛板的循环障碍也可能是轴突损害原因。

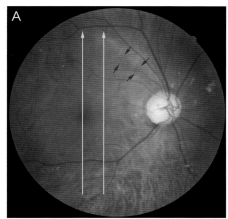

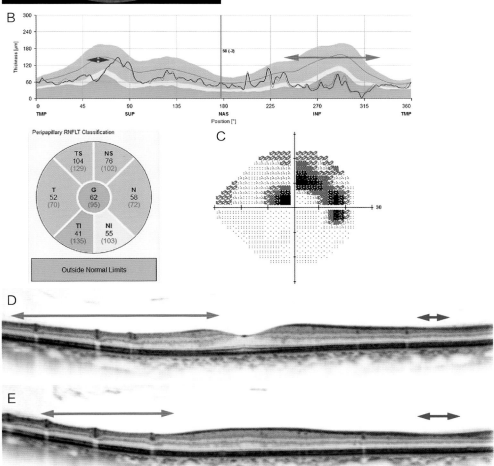

## 图 4-2　原发性开角型青光眼

A 右眼眼底照片。B 视盘周围视网膜神经纤维层（cpRNFL）厚度。C Humphrey 24-2 静态视野检查的灰度图，MD（mean deviation）值为 −4.67dB。D、E 通过中心凹（D）及中心凹和视盘间（E）的 OCT 垂直扫描影像。

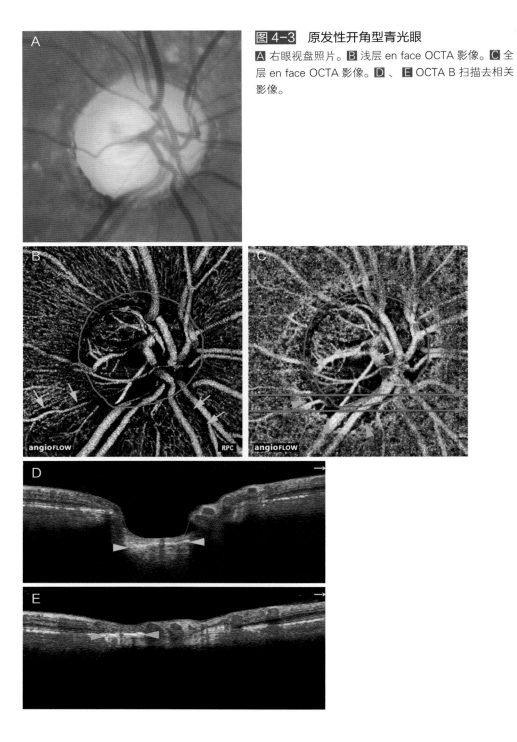

图 4-3 原发性开角型青光眼

A 右眼视盘照片。B 浅层 en face OCTA 影像。C 全层 en face OCTA 影像。D、E OCTA B 扫描去相关影像。

# 继发性青光眼

| 病例<br>2<br>图4-4、图4-5 | **68 岁男性**<br>**葡萄膜炎导致继发性青光眼**<br>**左眼视力 0.5（矫正 1.2，球镜 −2.25D，柱镜 −1.25D × 95°）** |
| --- | --- |

　　眼压既往曾高达 26mmHg，经点眼治疗控制为 18~19 mmHg。眼底照片中可见视盘下方边缘明显菲薄（图 4-4A）。Humphrey 24-2 静态视野检查提示上方视野缺损（图 4-4C）。cpRNFL、通过中心凹及中心凹和视盘间的垂直扫描 OCT 影像中可见下方的 RNFL 和视神经节细胞层（ganglion cell layer，GCL）变薄（图 4-4B、D、E，◄►）。

　　OCTA 影像中可见自颞下至下方的视网膜毛细血管减少（图 4-5B，►）。包括视盘和 PPA 在内的全层血流信号，均出现与视野损害部位一致的下方区域明显下降（图 4-5C，►）。视盘内上方区域中可见筛板血流（图 4-5D，►），视盘内下方区域中可见，不仅筛板前组织，筛板的血流也明显减少（图 4-5E，►）。

　　OCTA 影像中，可以通过计算血管密度（vessel density）和血流指数（flow index）进行定量分析，并可见下方视盘和下方视盘周围视网膜的血管密度低下（图 4-5F、G）。

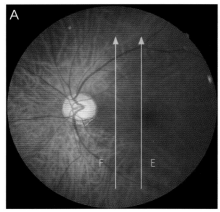

## 图 4-4　继发性青光眼

**A** 左眼眼底照片。**B** 视盘周围视网膜神经纤维层
（cpRNFL）厚度。**C** Humphrey 24-2 静态视野检
查的灰度图，MD 值为 -12.96dB。**D**、**E** 为通过
中心凹（**D**）及中心凹和视盘间（**E**）的 OCT 垂直
扫描影像。

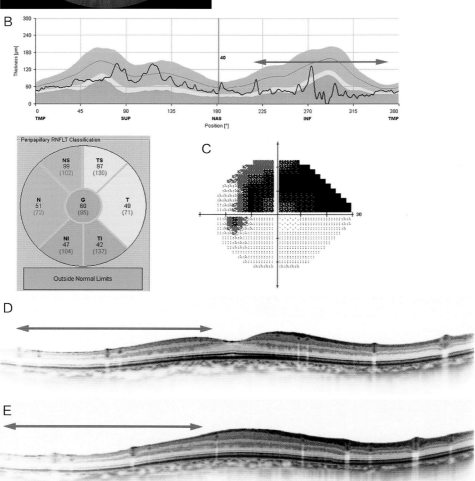

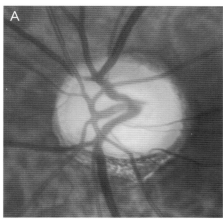

### 图4-5 继发性青光眼

A 左眼视盘照片。B 浅层 en face OCTA 影像。C 全层 en face OCTA 影像。D 、 E OCTA B 扫描去相关影像（decorrelation image）。

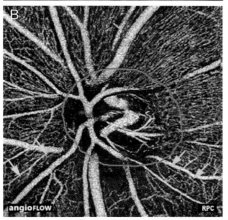

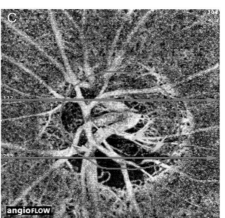

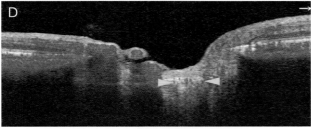

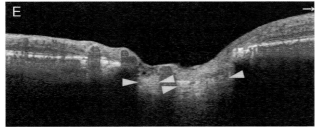

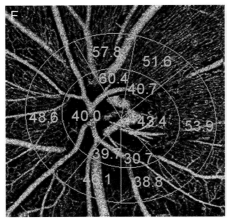
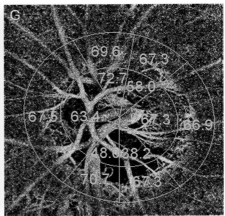

图 4-5 继发性青光眼（续）

F、G 各区域的血管密度测定。

# 青光眼伴高度近视

| 病例<br>3<br>图 4-6、图 4-7 | 46 岁男性 |
| :---: | :--- |
| | 青光眼伴高度近视 |
| | 右眼矫正视力（矫正 1.2，球镜 –10.0D，柱镜 –1.75D×10°） |

眼轴长 28.19mm。眼压 14~19mmHg（无治疗）。眼底照片中可见明确 PPA 和颞侧至下方视盘边缘（rim）变薄（图 4-6A）。Humphrey 24-2 静态视野检查提示上方视野缺损（图 4-6C）。cpRNFL 显示下方 RNFL 变薄（图 4-6B，◄►），颞侧由于包含 PPA 准确测量较为困难。通过中心凹及中心凹和视盘间的垂直扫描 OCT 影像中可见下方 RNFL 和 GCL 变薄（图 4-6D、E，◄►）。

OCTA 影像中可见颞下方至下方的视网膜毛细血管减少，并与视野缺损部位一致（图 4-7B，►）。下方 PPA 区域全层血流信号缺失十分明显（图 4-7C，►）。全层 en face OCT 影像中，PPA 区域脉络膜毛细血管亦未显影（图 4-7D、E，►）。同时，PPA 中脉络膜毛细血管的缺失不仅累及 γ–PPA 和 β–PPA，而且部分累及 α–PPA。

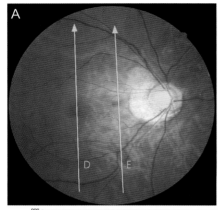

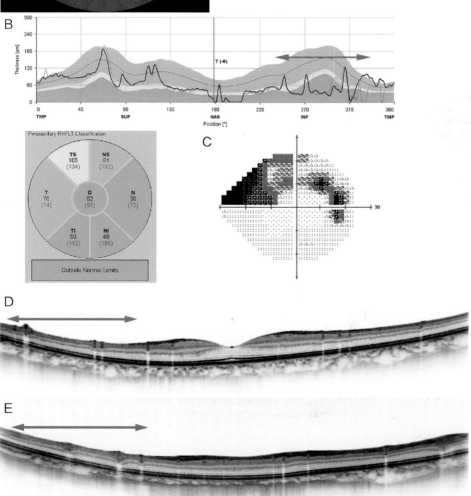

图4-6 青光眼伴高度近视

A 右眼眼底照片。B 视盘周围视网膜神经纤维层（cpRNFL）厚度。C Humphrey 24-2 静态视野检查灰度图，MD值为 –7.88dB。D、E 通过中心凹（D）及中心凹和视盘间（E）的OCT垂直扫描影像。

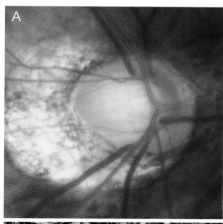

**图4-7** 青光眼伴高度近视

Ⓐ 右眼视盘照片。Ⓑ 浅层 en face OCTA 影像。Ⓒ 全层 en face OCTA 影像。Ⓓ 、Ⓔ OCTA B 扫描去相关影像。

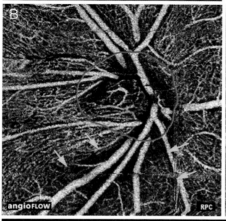

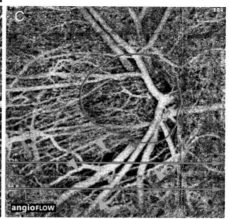

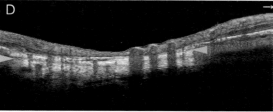

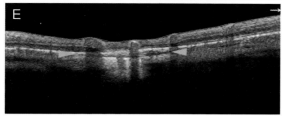

## 视野损害前青光眼（preperimetric glaucoma）

视野损害前青光眼（preperimetric glaucoma，PPG）指眼底检查中可见青光眼样视盘改变及 RNFL 缺损等青光眼特征，而通常的自动静态视野计检查中未发现视野缺损的情况。

| 病例 4 图4-8、图4-9 | **55 岁男性** |
| --- | --- |
| | **PPG** |
| | **右眼视力 0.5（矫正 1.5，球镜 –1.0D，柱镜 –0.5D×180°）** |

眼压 16~20mmHg（无治疗）。眼底照片中可见颞上方 RNFL 缺损（图 4-8A， ▶ ）。cpRNFL 和 OCT 垂直扫描影像中可见同一部位 RNFL 及 GCL 变薄（图 4-8B，图 4-8D、E， ◀▶ ），Humphrey 24-2 视野检查中未见明确视野缺损（图 4-8C）。

OCTA 影像中可见与颞上方 RNFL 变薄区域一致的视网膜毛细血管减少（图 4-9B， ▶ ）。眼底照片中 RNFL 缺损区的 OCTA 水平 B 扫描影像显示，RNFL 变薄区域的视网膜浅层血流信号缺失（图 4-9D， ◀▶ ）。

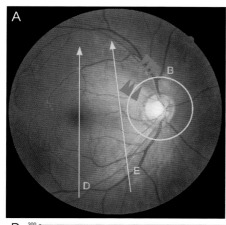

**图 4-8** 视野损害前青光眼（preperimetric glaucoma）

Ａ 右眼眼底照片。Ｂ 视盘周围视网膜神经纤维层（cpRNFL）厚度。Ｃ Humphrey 24-2 静态视野检查灰度图，MD 值为 +0.12dB。Ｄ、Ｅ 通过中心凹（Ｄ）及中心凹和视盘间（Ｅ）的 OCT 垂直扫描影像。

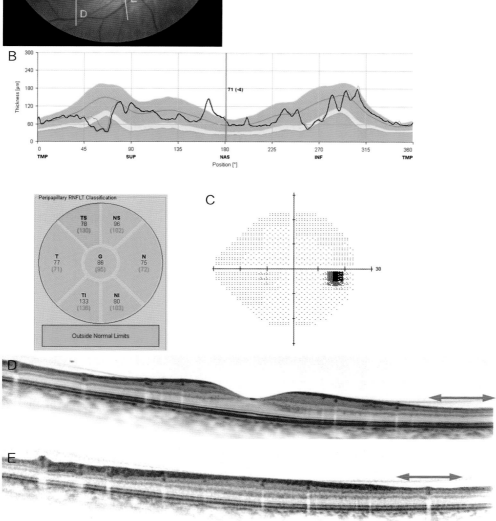

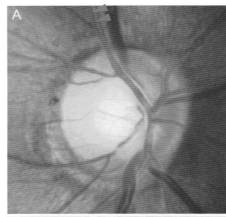

### 图 4-9　视野损害前青光眼（preperimetric glaucoma）

**A** 右眼视盘照片。**B** 浅层 en face OCTA 影像。**C** 全层 en face OCTA 影像。**D**、**E** OCTA B 扫描去相关影像。

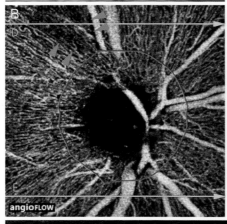

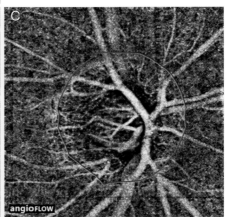

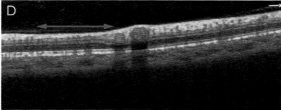

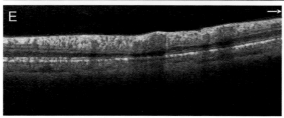

第 5 章

# 糖尿病性视网膜病变

# 视网膜内微血管异常

在眼底照片中，视网膜内微血管异常（IRMA）是伴有形态异常的血管病变，也被称为视网膜内新生血管或短路血管（shunt），提示疾病向增殖性糖尿病性视网膜病变（PDR）进展，与视网膜新生血管往往难以鉴别。在屈光间质混浊的病例中，通过眼底荧光血管造影（FA）检查可见新生血管向玻璃体腔内荧光渗漏，而 IRMA 却没有这一特征，故难以确认。

| 病例<br>1<br>图 5-1 | 56 岁男性 |
| --- | --- |
| | 重度非增殖性糖尿病性视网膜病变 |
| | 左眼矫正视力 0.6 |

本病例眼底照片中，颞下方存在异常血管网，不仔细观察很可能会被忽略（图 5-1A、B）。异常血管在 FA 中清晰显示，可见局部扩张与收缩，周围伴有毛细血管无灌注区（NPA）（图 5-1C、▷）。在 OCTA 的 en face 影像中，显示视网膜内、特别是视网膜浅层的异常血管（图 5-1D、F）。视网膜深层也显示异常血管，其中有投射伪影和分层误差的成分（图 5-1E，▷）。B 扫描中可见视网膜内的去相关信号（decorrelation signal），即血流信号，可与玻璃体腔内存在的新生血管明确鉴别（图 5-1G，⇒）。

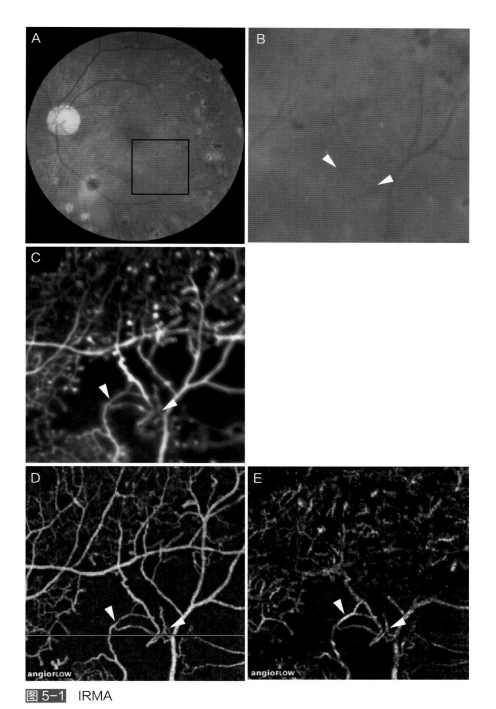

图 5-1 IRMA

左眼眼底照片（ A ）及其放大照片（ B ）。C FA 早期影像。OCTA 的浅层（ D ）及深层（ E ）视网膜影像。▷：IRMA。

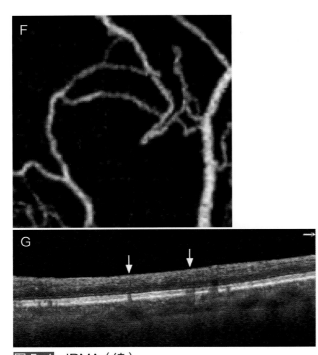

图 5-1 IRMA（续）

F 图 D 中 IRMA 的放大图。G 图 D 中沿绿线的 B 扫描影像，可见红色的去相关信号（血流信号）。

| 病例 2 图 5-2 | 64 岁女性 |
| --- | --- |
| | 增殖性糖尿病性视网膜病变 |
| | 左眼矫正视力 1.0 |

　　眼底照片中可见 IRMA，与视网膜新生血管类似，难以鉴别（图 5-2A、B）。FA 清晰显示异常血管网，血管管径不均一，局部显示强荧光或弱荧光（图 5-2C，▷）。OCTA 显示 IRMA 不仅存在于浅层视网膜中，也存在于深层视网膜中，其周边伴有 NPA（图 5-2D、E）。虽然与 FA 中显示的 IRMA 的形态及位置基本一致，但 OCTA 中显示的 IRMA 其血管管径不均一的特点不甚明显（图 5-2F，→）。另外，异常血管的去相关信号微弱或者不连续，提示其中血流较少（图 5-2H、I，→）。OCTA 与 FA 相比，视网膜深层的异常血管显示更好，深层的 IRMA 能明确显示（图 5-2E、G）。

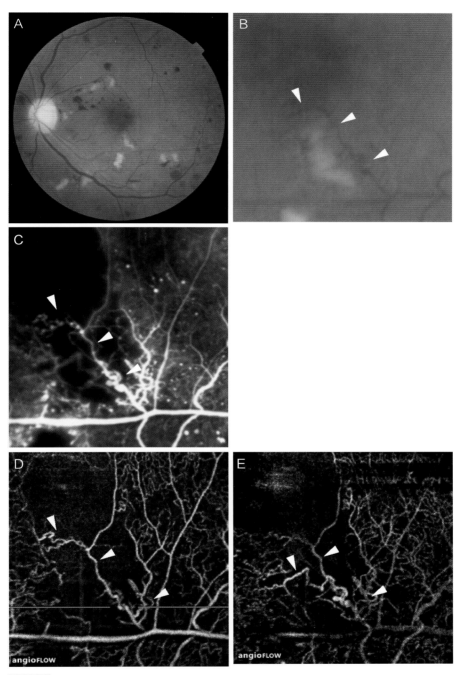

图 5-2 IRMA

左眼眼底照片（A）及其放大照片（B）。C FA 早期影像。OCTA 的浅层（D）及深层（E）视
网膜影像。▷：IRMA。

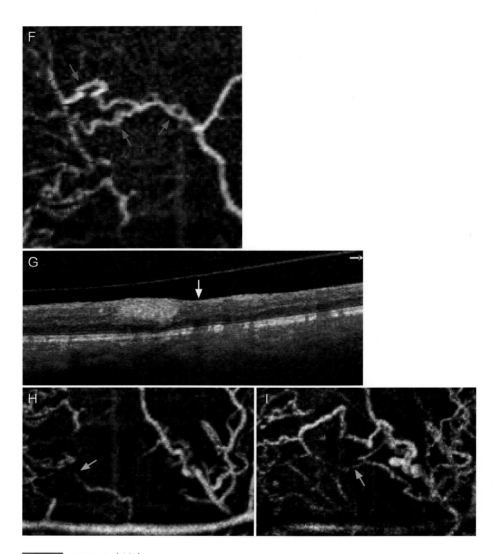

图 5-2   IRMA（续）

F 图 D 中 IRMA 的放大图。G 图 D 中沿绿线的 B 扫描影像，可见红色的去相关信号（血流信号）。
H、I 图 D、图 E 中 IRMA 的放大图。
➡：IRMA 的点状以及微弱的去相关信号（血流信号）。

# 毛细血管无灌注区

无灌注区（NPA）提示神经胶质细胞缺氧，进而会导致 VEGF 过表达、新生血管生成。由于持久的血管结构消失或一过性的血流障碍，荧光素不能到达 NPA，FA 影像中表现低荧光，通常背景荧光也被屏蔽。

| 病例<br>3<br>图 5-3 | 46 岁男性 |
| --- | --- |
| | 增殖性糖尿病性视网膜病变 |
| | 左眼矫正视力 0.9 |

NPA 以往是通过 FA 检查来定义的，FA 检查中可见黄斑上方血管结构消失、呈现低荧光的区域（图 5-3C）。眼底照片中与 NPA 对应的部位视网膜血管消失，伴有血管白线化（图 5-3A、B）。OCTA 能够分别评价视网膜深层和浅层的血流信号，两层表现往往不同（图 5-3D～F，⟹）。有趣的是，在 OCTA 的 NPA 区域中，OCT 的 en face 影像中常常可见高反射的血管结构，提示部分血管存在一过性的血流障碍（图 5-3E、H、I）。另外，在 NPA 附近的毛细血管网中，去相关信号经常断续或者微弱，提示其附近的视网膜血管血流障碍（图 5-3G）。在 OCT 影像中，NPA 区域视网膜内层结构层次消失，视网膜通常变薄，相应区域的去相关信号也消失（图 5-3G，⟺）。

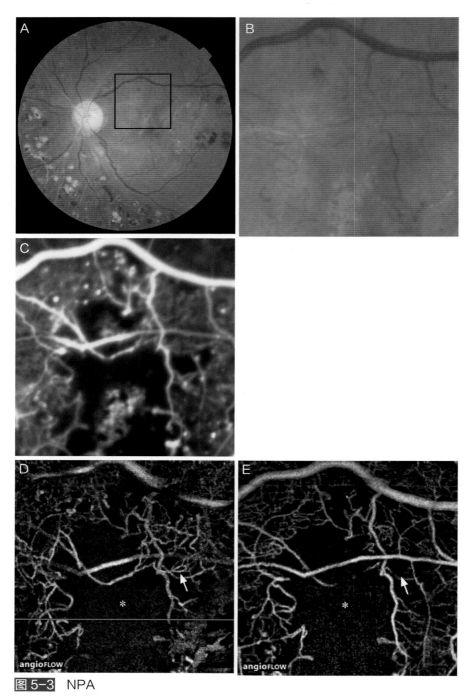

**图 5-3** NPA

左眼眼底照片（**A**）及其放大照片（**B**）。**C** FA 早期影像。OCTA 的浅层（**D**）及深层（**E**）视网膜影像。

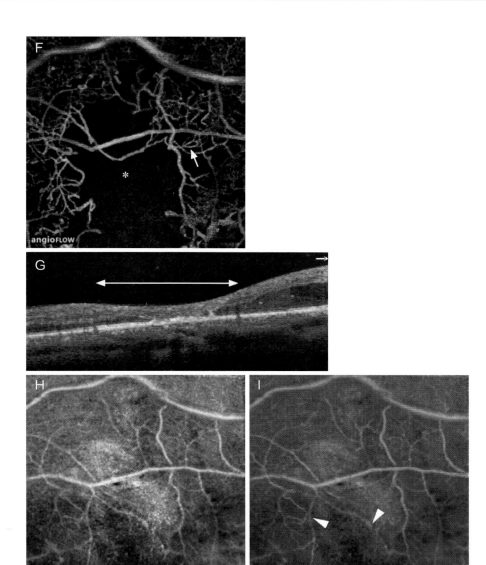

图 5-3　NPA（续）

F 图 D 和图 E 的合成影像（红色：浅层；绿色：深层）。G 图 D 中沿绿线的 B 扫描影像，可见红色的去相关信号（血流信号）。H 浅层的 en face OCT 影像。I 图 E 和图 H 的合成图片（黑白：en face OCT；红色：OCTA）。

*：NPA。⇨：浅层和深层网膜 NPA 的不同。⇔：NPA。▷：NPA 中残存的血管结构。

# 毛细血管瘤

毛细血管瘤（MA）在糖尿病性视网膜病变（DR）最早期病变的诊断中非常重要。多伴有血管通透性升高，是糖尿病性黄斑水肿（DME）的原因之一，适合进行局灶光凝治疗。FA检测敏感度高，表现为点状的强荧光，由于伴有血 - 视网膜屏障破坏，晚期表现为荧光渗漏和积存。组织学上表现多样，常见囊样和纺锤样。可伴基底膜的厚度改变和内皮细胞的缺失。

| 病例<br>4<br>图 5-4 | 34 岁女性 |
| --- | --- |
| | 中度非增殖性糖尿病性视网膜病变 |
| | 右眼矫正视力 1.5 |

眼底照片中多表现为红色点状病灶，也可以表现为白色病灶或极小无法分辨的病灶（图 5-4A）。FA 片早期表现为与红色病灶一致的点状强荧光，部分 MA 伴有荧光渗漏（图 5-4B、C）。OCTA 中 MA 的形态多样，检测敏感度与 FA 相比并无优势。位于视网膜浅层或深层的 MA 均可检出，而深层检出频度更高（图 5-4D、G）。OCT 的 en face 影像中 MA 表现为高亮度的类圆形病灶，有时亦无法显示，与 OCTA 联合评价或可提高检出敏感度（图 5-4E、F、H、I）。B 扫描中 MA 呈类圆形，可见去相关信号，可位于自神经纤维层至外丛状层间的各个层次（图 5-4J、K）。

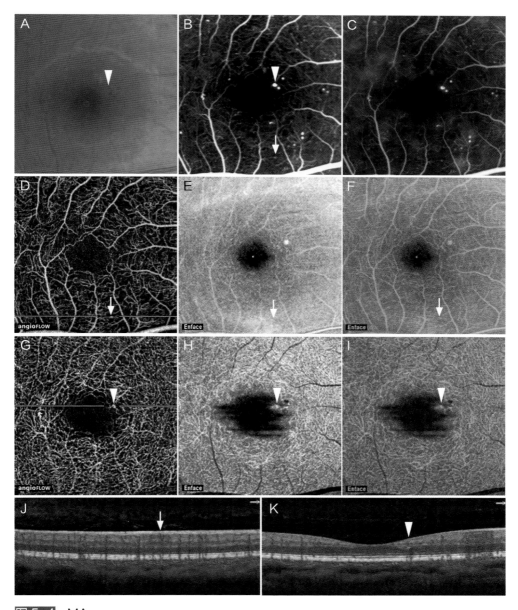

**图5-4** MA

Ⓐ 右眼眼底照片。FA 早期（Ⓑ）及晚期（Ⓒ）。OCTA 浅层视网膜影像（Ⓓ）。OCT en face 影像（Ⓔ）及合成图像（Ⓕ，黑白：en face OCT；红色：OCTA）。Ⓖ～Ⓘ 为视网膜深层影像。Ⓙ 图 D 中沿绿线的 B 扫描影像。Ⓚ 图 G 中沿绿线的 B 扫描影像。▷和⇒：MA。

| 病例 5 图 5-5 | 76 岁男性 |
| --- | --- |
| | 中度非增殖性糖尿病性视网膜病变 |
| | 左眼矫正视力 0.8 |

眼底照片中 MA 表现为红色点状病灶，呈圆形或类圆形，大小各异（图 5-5A）。FA 与眼底所见一致（图 5-5B、C）。OCTA 中形态多样，大部分呈囊样或纺锤样，可能与胰蛋白酶消化标本中组织学所见一致（图 5-5D~H）。此外，MA 也可呈弯曲状或盘状（图 5-5I）。不同形态的 MA 或与其血管通透性相关。

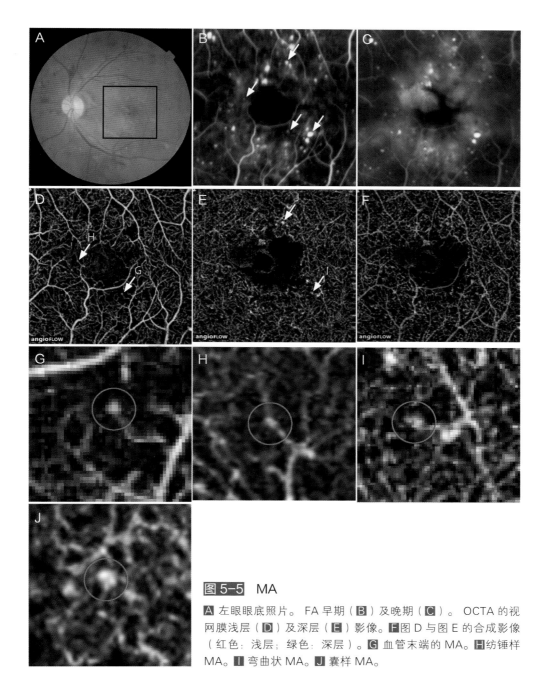

**图 5-5** MA

A 左眼眼底照片。 FA 早期（B）及晚期（C）。 OCTA 的视网膜浅层（D）及深层（E）影像。F 图 D 与图 E 的合成影像（红色：浅层；绿色：深层）。G 血管末端的 MA。H 纺锤样 MA。I 弯曲状 MA。J 囊样 MA。

| 病例 6<br>图 5-6 | 75 岁男性 |
| --- | --- |
| | 中度非增殖性糖尿病性视网膜病变 |
| | 右眼矫正视力 0.5 |

FA 早期与晚期影像（图 5-6B、C）中，MA 呈点状强荧光，其形态大体相同。而在同日 OCTA 连续检查的影像中，注意 MA 的检出不能完全重复（图 5-6D~I）。由于 MA 内的血流不稳定，会引起红细胞运动与密度的变化，可能是引起去相关信号变化的原因。

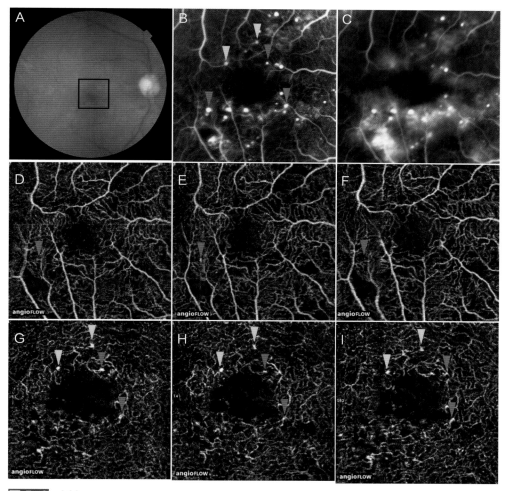

图 5-6 MA

A 右眼眼底照片。FA 早期（B）及晚期（C）。同一天中 3 次扫描所得的 OCTA 视网膜浅层（D ~ F）及深层（G ~ I）en face 影像。
▷：各次扫描形态一致的 MA。▶：各次扫描形态变化的 MA。

# 糖尿病黄斑水肿

糖尿病黄斑水肿（DME）由于视网膜血管的通透性亢进，引起神经网膜的水肿及功能障碍和变性，从而导致视力下降。FA 在 DME 的诊疗中发挥着重要作用，对视网膜血管形态变化和功能障碍的评价非常有帮助。MA 等渗漏是 DME 的原因，FA 中血管通透性亢进表现为荧光渗漏和荧光积存。

近年来由于 OCT 技术的进步，发现视网膜神经胶质组织形态变化与血管病变相关。DME 典型的形态变化，如黄斑囊样水肿（CME）型，中心凹附近可见多数 MA，中心凹无血管区扩大多见。而浆液性视网膜网膜脱离（SRD）型中，中心凹附近血管形态变化较少，旁中心凹的荧光渗漏增强。

| 病例 7 图 5-7 | 75 岁男性 |
| --- | --- |
| | 增殖性糖尿病性视网膜病变 |
| | 左眼矫正视力 0.8 |

眼底照片中，以颞下方为中心可见硬性渗出，伴有黄斑部视网膜增厚（图 5-7A）。FA 早期，中心凹无血管区无明显异常，可见一个 MA（图 5-7B）。FA 晚期，颞下方荧光渗漏与荧光积存明显，中心凹附近荧光渗漏轻微（图 5-7C）。OCTA 中浅层视网膜血管形态改变轻微（图 5-7D），而深层中虽然可见 MA 等各种血管形态改变，但血管密度减低不明显，这与 CME 型有很大不同。

硬性渗出在 OCT 的 en face 影像中表现为高反射颗粒（hyperreflective foci）（图 5-7D~I，白色圆圈），周围可见毛细血管。高反射颗粒病灶中有时可见来自内层血管的投射伪影，解读时要加以注意。另外 SRD 型也常引起分层误差（图 5-7K、L），因此将 B 扫描与 en face 影像相结合进行分析解读十分必要。

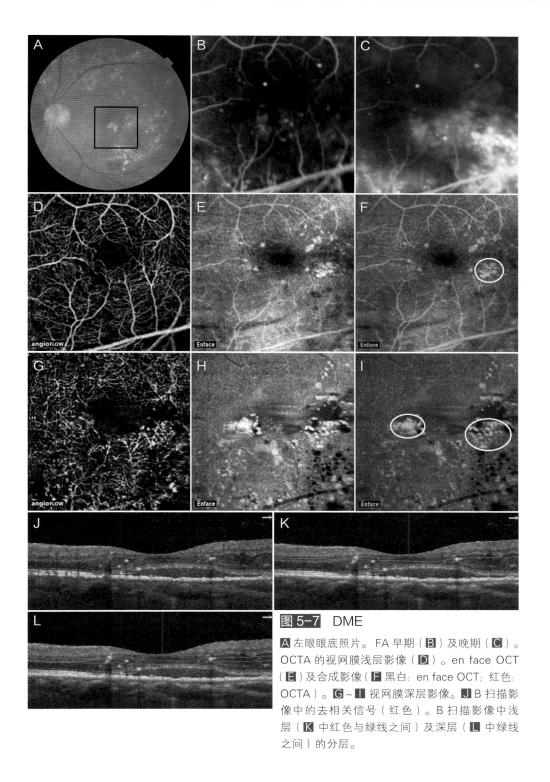

图 5-7 DME

A 左眼眼底照片。FA 早期（B）及晚期（C）。OCTA 的视网膜浅层影像（D）。en face OCT（E）及合成影像（F 黑白：en face OCT；红色：OCTA）。G ~ I 视网膜深层影像。J B 扫描影像中的去相关信号（红色）。B 扫描影像中浅层（K 中红色与绿线之间）及深层（L 中绿线之间）的分层。

| 病例 8 图 5-8 | 66 岁男性 |
| --- | --- |
| | 增殖性糖尿病性视网膜病变 |
| | 左眼矫正视力 0.2 |

眼底照片中可见黄斑部硬性渗出和中心凹囊腔样改变（图 5-8A）。FA 早期影像中（图 5-8B），可见黄斑区域多发 MA；晚期影像中（图 5-8C），可见 MA 附近荧光积存。OCTA 中，视网膜浅层和深层中均可见囊腔样改变，周围多发 MA（图 5-8D、G, ▷），提示 MA 与囊样水肿相关。将 OCTA 影像与 en face OCT 及 B 扫描影像比较，更容易把握病变的位置关系（图 5-8D~J）。OCTA 可以显示血管病变的三维影像，故可以更好地把握 MA，但与 FA 不同，其不能提示血管通透性增加等功能障碍。将二者结合可以更好地理解病理过程。

CME 病例中，OCTA 影像提示深层血管密度略有减低。原因可能为血管密度减低或存在分层误差。另外，由于囊腔内分层困难，难以把握血管的实际状态（图 5-8K、L）。

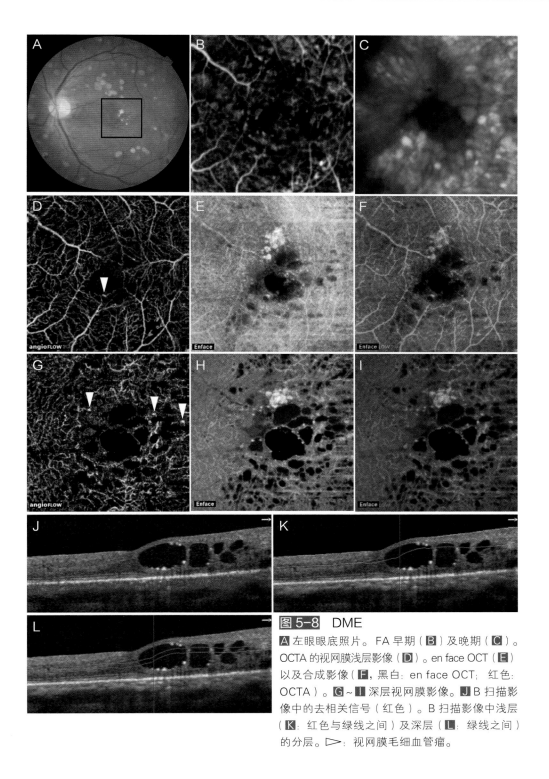

**图 5-8** DME

A 左眼眼底照片。FA 早期（B）及晚期（C）。
OCTA 的视网膜浅层影像（D）。en face OCT（E）
以及合成影像（F，黑白：en face OCT；红色：
OCTA）。G~I 深层视网膜影像。J B 扫描影
像中的去相关信号（红色）。B 扫描影像中浅层
（K：红色与绿线之间）及深层（L：绿线之间）
的分层。▷：视网膜毛细血管瘤。

| 病例<br>9<br>图 5-9 | 73 岁男性 |
| --- | --- |
| | 中度非增殖性糖尿病性视网膜病变 |
| | 右眼矫正视力 0.6 |

OCTA 影像中，由于水肿囊腔内一般不存在血管，故无血流信号（病例 7），而有时也可见较弱的去相关信号。

眼底照片中心凹附近可见硬性渗出和囊腔样改变（图 5-9A）。OCTA 影像中可见中心凹无血管区扩大，囊腔内可见较弱的去相关信号（图 5-9B、C，红圈内）。B 扫描中，囊腔内的反射强度稍高（图 5-9E，⇒），可见去相关信号，但并不代表存在血流（图 5-9D，⇒）。其形成原因尚不明确，可能因高反射内容物流动，或扫描间偏差所致。

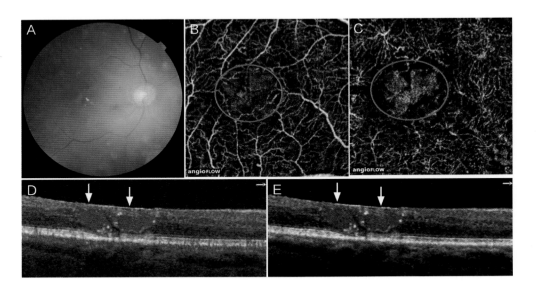

**图 5-9** DME

Ａ 右眼眼底照片。OCTA 的视网膜浅层（Ｂ）及深层（Ｃ）影像。B 扫描影像（Ｅ）及去相关信号（Ｄ，红色）。⇒：水肿囊腔。

# 抗 VEGF 治疗前后的糖尿病黄斑水肿

抗 VEGF 疗法是 DME 的重要治疗手段。有报告显示，VEGF 不仅能够引起新生血管生成、血管通透性增加，还可以引起其他的血管变化，如引起糖尿病性视网膜病变样改变，导致血栓形成等。因此，抗 VEGF 药物亦应对视网膜血管有多种效应。OCTA 在这方面应用将愈发广泛。

| 病例 10 图 5-10、图 5-11 | 61 岁男性<br>中度非增殖性糖尿病性视网膜病变<br>右眼矫正视力 0.7 |
|---|---|

眼底照片中心凹可见水肿囊腔，周围伴有硬性渗出（图 5-10A）。早期 FA 中可见中心凹无血管区稍扩大，周围多发 MA（图 5-10B）。晚期可见黄斑局限性、弥漫性荧光渗漏，中心凹荧光积存（图 5-10C）。B 扫描显示黄斑区视网膜增厚，呈 CME 型（图 5-10F）。en face OCT 影像中，浅层中可见中心凹囊腔，周围存在高反射圆形的 MA（图 5-10D）；深层中可见大范围的囊腔，周围可见高反射颗粒病灶（hyperreflective foci，图 5-10E）。DME 导致患者视力下降，给予 3 次阿柏西普玻璃体腔注射，后因黄斑水肿改善，治疗停止。

在治疗前的 OCTA 影像中（图 5-11A~D），MA 多发（图 5-11A，▷），特别是视网膜深层扫描提示囊腔附近毛细血管密度减低（图 5-11B）。B 扫描影像亦提示囊腔周围去相关信号减低（图 5-11D）。

治疗开始半年后的 OCTA 影像（图 5-11E~H）中，部分 MA 消失（图 5-11E，▷），大多数仍残留（图 5-11F）。部分毛细血管网缺失（图 5-11G，⇒）。颞侧毛细血管网似有所增加，原因不明，可能为再灌注或血管修复、再生（图 5-11C、G，白圈内）。B 扫描提示，颞侧去相关信号增加，而鼻侧减少（图 5-11D、H）。

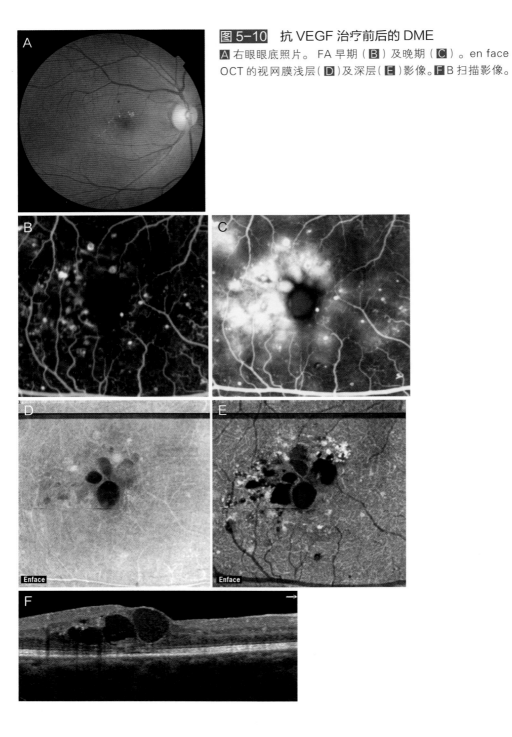

**图 5-10** 抗 VEGF 治疗前后的 DME

A 右眼眼底照片。 FA 早期( B )及晚期( C )。en face OCT 的视网膜浅层( D )及深层( E )影像。F B 扫描影像。

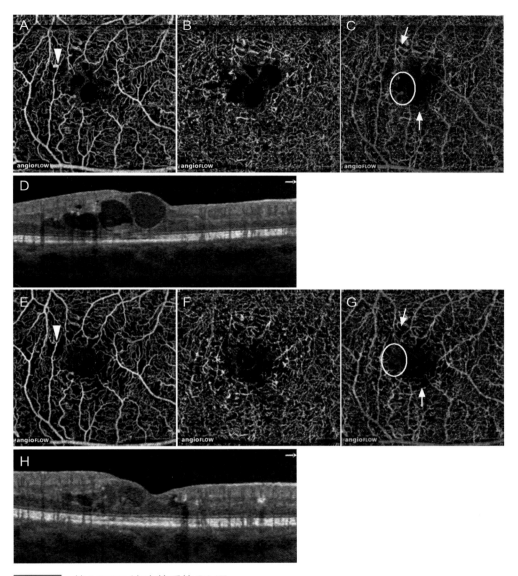

**图 5-11** 抗 VEGF 治疗前后的 DME

治疗前的 OCTA 视网膜浅层（**A**）及深层（**B**）影像，以及合成影像（**C**，红色：浅层；绿色：深层）。**D** B 扫描影像中的去相关信号（红色）。治疗开始后 6 个月的 OCTA 视网膜浅层（**E**）及深层（**F**）影像，以及合成图像（**G**，红色：浅层；绿色：深层）。**H** B 扫描影像中的去相关信号（红色）。

# 抗 VEGF 治疗 1 年后的随访

| 病例<br>11<br>图 5-12~图 5-14 | 75 岁女性 |
| :---: | :--- |
| | 糖尿病黄斑水肿 |
| | 基线右眼矫正视力 0.4，抗 VEGF 治疗 1 年后右眼矫正视力 0.6 |

抗 VEGF 药物玻璃体腔注射共计进行了 7 次。治疗 1 年后可见视网膜水肿部分残存，OCTA 视网膜深层影像中，亦可见治疗前中心凹无血管区（FAZ）内暗的椭圆形水肿囊腔（cystoid space）（图 5-12C，▷），在治疗后变小（图 5-13C，▷）。另外，FAZ 周围可见高亮度、呈瘤状的 MA，在治疗后减少（图 5-12B、C，▶）。MA 周围的水肿囊腔，随着 MA 的消失也在减少。FAZ 周围的毛细血管影像（图 5-12B、图 5-13B）除鼻侧（影像右侧）外显示更清晰，颞侧（影像左侧）的血管密度上升。其原因可能为治疗后水肿减轻（图 5-14），或血流改善。另一方面，视网膜深层 FAZ 上方新生 NPA（图 5-13C，⇒），FAZ 颞侧（影像左侧）血管密度减少（图 5-12D、图 5-13D）。

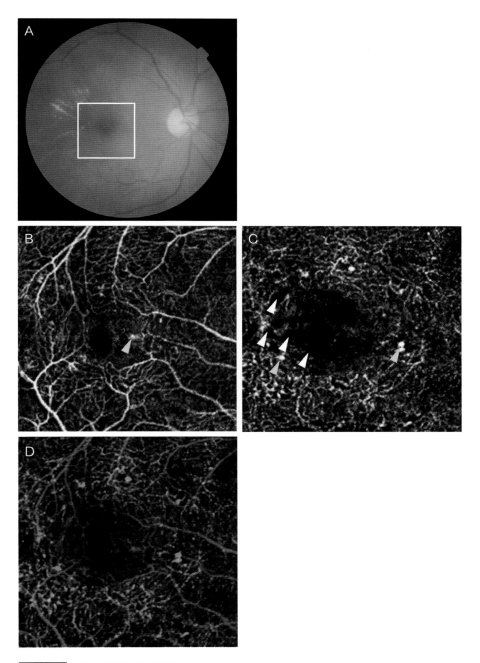

图 5-12　抗 VEGF 治疗前

A 右眼眼底照片（治疗前）。B OCTA 视网膜浅层影像（治疗前）。C OCTA 视网膜深层影像（治疗前）。D 图 B 和图 C 的合成影像。▷：水肿囊腔（cystoid space）。▶：毛细血管瘤（microaneurysm）。

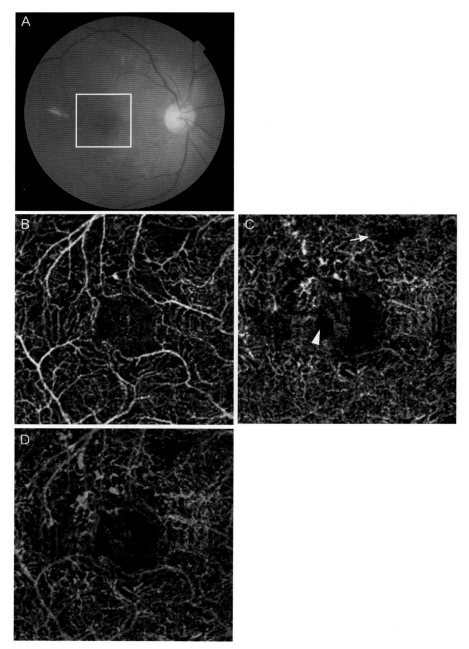

**图 5-13** 抗 VEGF 治疗 1 年后

A 右眼眼底照片（治疗 1 年后）。B OCTA 视网膜浅层影像（治疗 1 年后）。C OCTA 视网膜深层影像（治疗 1 年后）。D 图 B 和图 C 的合成影像。▷：水肿囊腔（cystoid space）。⇨：无灌注区（nonperfusion area）。

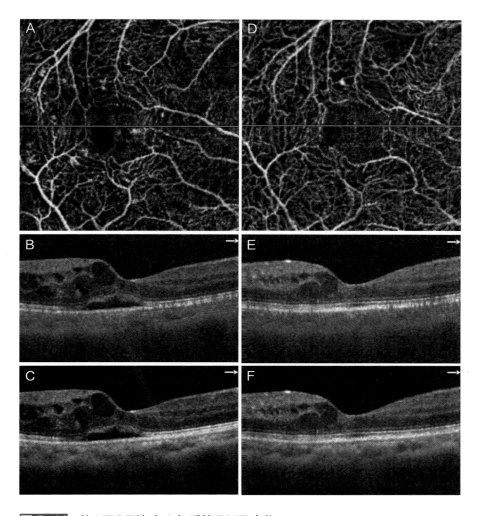

**图 5-14** 抗 VEGF 治疗 1 年后的 DME 变化

Ａ OCTA 视网膜浅层影像（治疗前）。Ｂ OCTA B 扫描影像，水平。Ｃ OCT B 扫描影像，水平。Ｄ OCTA 视网膜浅层影像（治疗 1 年后）。Ｅ OCTA B 扫描影像，水平。Ｆ OCT B 扫描影像，水平。

# 缺血性黄斑病变

| 病例 12 | 68 岁男性 |
|---|---|
| 图 5-15、图 5-16 | 增殖性糖尿病性视网膜病变 |
| | 右眼矫正视力 0.15 |

　　全视网膜广泛 NPA，全视网膜激光光凝术后。黄斑水肿，未经治疗减轻。眼底照片（图 5-15A）中可见数个视网膜出血点，其他无明显异常所见。眼底荧光血管造影（FA）早期影像中，可见中心凹附毛细血管网部分消失（图 5-15B，➡）。晚期影像中可见弥漫荧光渗漏（图 5-15C）。OCTA 影像中可见视网膜浅层部分毛细血管消失（图 5-15C，➡），FAZ 扩大。视网膜深层 FAZ 范围与 FA 早期影像一致（图 5-15B）。OCTA 的 B 扫描影像（去相关影像）（图 5-16A）中，可见中心凹附近的视网膜内层基本无血流信号。

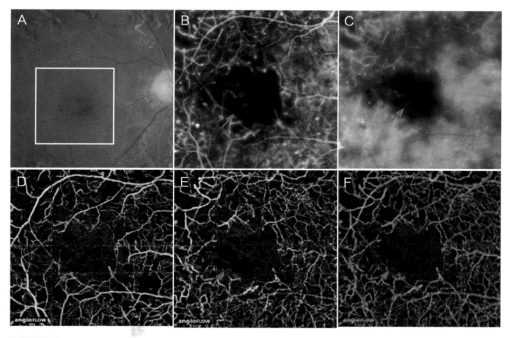

**图 5-15　缺血性黄斑病变**

Ａ 右眼眼底照片。Ｂ FA 早期影像。Ｃ FA 晚期影像。Ｄ OCTA 视网膜浅层影像。Ｅ OCTA 视网膜深层影像。Ｆ 图 D 和图 E 的合成图像。

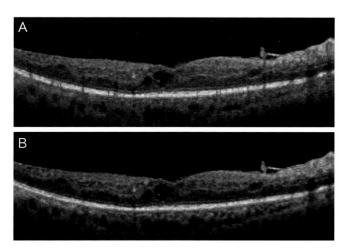

**图 5-16　缺血性黄斑病变**

Ａ OCTA 的 B 扫描影像（去相关影像）。红色为血流信号。Ｂ 同一部位的 OCT B 扫描影像。

## 不同程度缺血性黄斑病变的评价
（轻度：图 5-17；中度：图 5-18；重度：图 5-19）

| 病例 13-1 图5-17、图5-18 | 38 岁男性 |
| --- | --- |
| | 双眼增殖性糖尿病性视网膜病变 |
| | 双眼矫正视力 1.5 |

全视网膜激光光凝术后，图 5-17 为左眼显示，图 5-18 为右眼显示。左眼（图 5-17）视网膜浅层 FAZ 无明显扩大（图 5-17B），而视网膜深层 FAZ 扩大（图 5-17C），诊断为轻度缺血性黄斑病变。右眼（图 5-18）视网膜浅层可见 FAZ 扩大，深层 FAZ 扩大更严重（图 5-18B）。

| 病例 13-2 图5-19 | 55 岁女性 |
| --- | --- |
| | 增殖性糖尿病性视网膜病变 |
| | 右眼矫正视力 0.3 |

全视网膜激光光凝术后，视网膜浅层（图 5-19B）及深层（图 5-19C）均可见 FAZ 扩大，扩大范围基本一致。OCTA 出现之前缺血性黄斑病变只能依靠 FA 来诊断，而 OCTA 可以分别显示视网膜浅层和深层的两层血管网，可用于评价缺血性黄斑病变的程度。

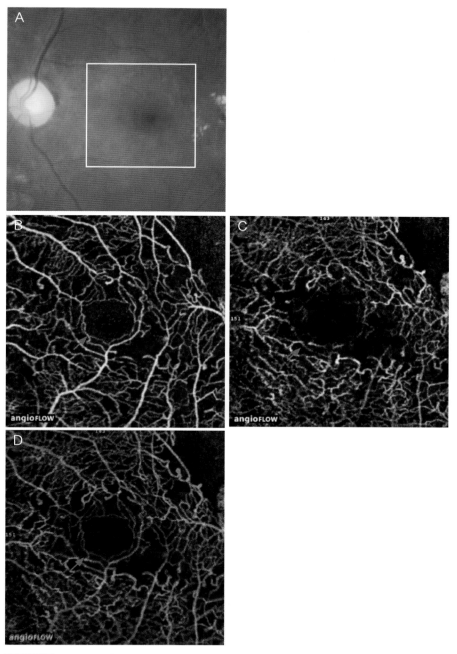

**图 5-17　缺血性黄斑病变程度的判定（轻度）**

A 左眼眼底照片。B OCTA 视网膜浅层影像。C OCTA 视网膜深层影像。D 图 B 和图 C 的合成影像。

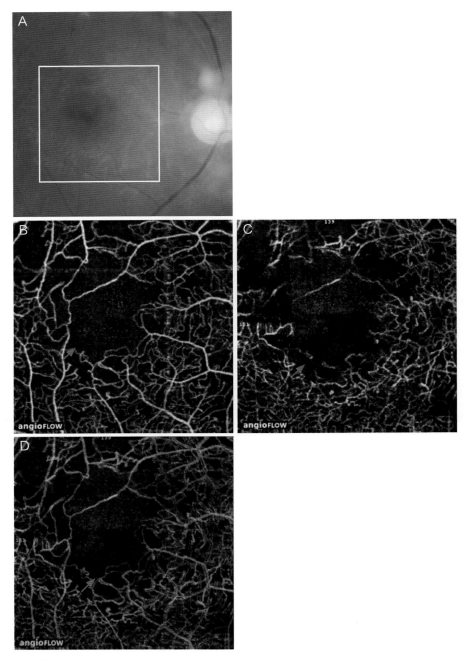

**图5-18 缺血性黄斑病变程度的判定（中度）**

A 右眼为眼底照片。B OCTA 视网膜浅层影像。C OCTA 视网膜深层影像。D 图 B 和图 C 的合成影像。

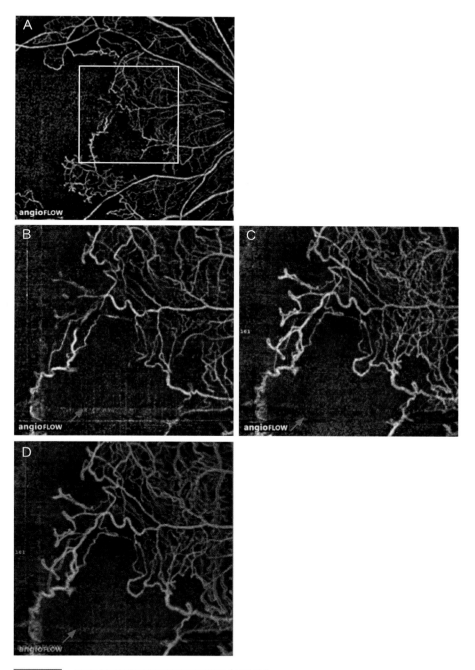

**图 5-19** 缺血性黄斑病变程度的判定（重度）

Ⓐ OCTA 视网膜浅层影像（8mm×8mm）。Ⓑ OCTA 视网膜浅层影像。ⒸOCTA 视网膜深层影像。
Ⓓ图 B 和图 C 的合成影像。

# 增殖性糖尿病性视网膜病变

| 病例<br>**14**<br>图5-20、图5-21 | **38 岁男性** |
| --- | --- |
| | **双眼增殖性糖尿病性视网膜病变，黄斑水肿** |
| | **右眼矫正视力 0.9** |

双眼曾行全视网膜激光光凝及抗 VEGF 药物玻璃体腔注射。虽然完成了全视网膜激光光凝，右眼视盘上仍可见大量新生血管（NVD）（图5-20A）。眼底荧光血管造影（FA）早期影像中，可见边界明确的 NVD，其走行、粗细等形态特征与正常血管不同（图5-20B）。FA 晚期影像中视盘上显示荧光渗漏，提示 NVD 的存在，但是血管形态由于荧光渗漏不能清晰地显示。OCTA（AngioVue，Optovue 公司）影像与

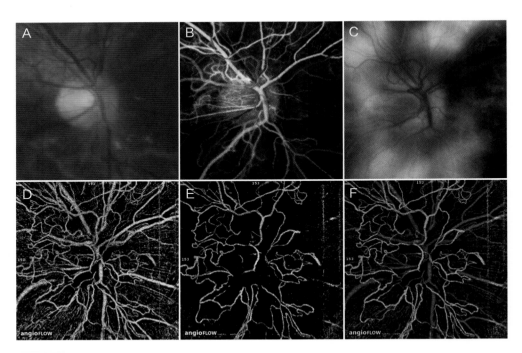

**图 5-20** 增殖性糖尿病性视网膜病变

Ⓐ 右眼眼底照片。Ⓑ FA 的早期影像。Ⓒ FA 的晚期影像。Ⓓ 视网膜内层～表层的 OCTA 影像。Ⓔ 视网膜表层～玻璃体侧的 OCTA 影像。Ⓕ 图 D 和图 E 的合成影像。

FA 早期影像相比，NVD 形态更加锐利清晰，同时还可清晰显示乳盘周围放射状毛细血管网（RPC）（图 5-20D）。OCTA 影像无法同 FA 晚期影像一样显示血管渗漏。OCTA B 扫描影像（decorrelation image）中，可见视网膜表面与玻璃体后界膜间的血流信号（▶），为新生血管影像（图 5-21A）。

因此，通过自视网膜表层向玻璃体侧的 en face 影像可单独得到向玻璃体腔中延伸的新生血管影像（图 5-20E、F）。

OCTA 影像中，新生血管表现为扭曲环状（图 5-21E，▶）或点状的细小血管（图 5-21F，▶）。这与视网膜内层血管（图 5-21C）、RPC（图 5-21D）表现不同。在去相关影像中，神经纤维层可见与

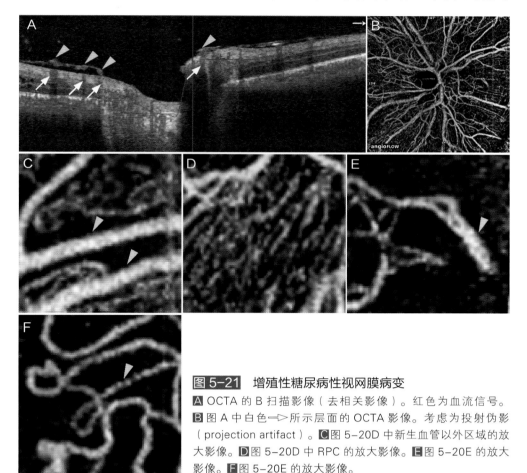

图 5-21　增殖性糖尿病性视网膜病变

A OCTA 的 B 扫描影像（去相关影像）。红色为血流信号。B 图 A 中白色⟹所示层面的 OCTA 影像。考虑为投射伪影（projection artifact）。C 图 5-20D 中新生血管以外区域的放大影像。D 图 5-20D 中 RPC 的放大影像。E 图 5-20E 的放大影像。F 图 5-20E 的放大影像。

新生血管（图 5-21A，▶）位置对应的红色血流信号（图 5-21A，⇨），考虑为投射伪影。因此，在这个层面的 OCTA 影像（图 5-21B）中，可见与玻璃体侧 OCTA 影像中新生血管形态相同的血管像（图 5-20E）。

| 病例15 图5-22、图5-23 | 67 岁男性 |
| --- | --- |
| | 增殖性糖尿病性视网膜病变 |
| | 左眼矫正视力 0.6 |

双眼全视网膜激光光凝术后，左眼黄斑由于玻璃体牵引导致水肿，矫正视力下降（0.6）。左眼血管弓上可见新生血管（NVE），眼底荧光血管造影（FA）晚期影像中可见荧光渗漏（图 5-22A）。OCTA（AngioVue，Optovue 公司）影像中，可见与 FA 荧光渗漏部位一致、清晰的 NVE（图 5-22C），OCTA 的 B 扫描影像（去相关影像，decorrelation image）中，可见视网膜表层进入玻璃体腔的红色的血流信号（图 5-22B，▶）。

需要注意的是 B 扫描中分层的精确度对 OCTA en face 影像的画质有很大影响。本病例中，玻璃体后界膜显示清晰，若将玻璃体后界膜误作视网膜表层分层（图 5-22D），与之对应的 OCTA 影像会出现噪声（图 5-22C，▶）。由于将全部 B 扫描均进行手动分层非常困难，为了获得准确、清晰的 OCTA 影像，亦可采取如下方法：以正确分层的 RPE 为基准，在一定层次生成 OCT 影像，然后平移至 NVE 所在层次，就会得到更少失真的 NVE 影像（图 5-22E~H）。

与 FA 相比，OCTA 的优势在于可以观察三维的血流信号。en face 影像中可以观察到与视网膜表面平行的血管延伸，而去相关影像中可以观察到 NVE 从视网膜向玻璃体腔延伸的状态（图 5-23A、B）。

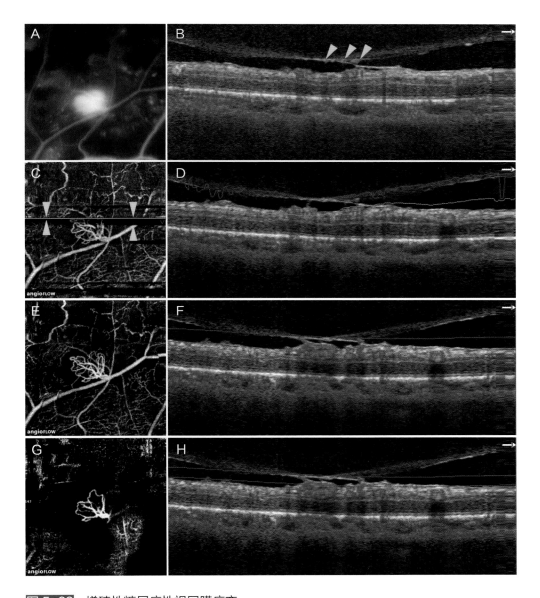

图 5-22　增殖性糖尿病性视网膜病变

Ａ FA 的晚期影像。Ｂ OCTA 的 B 扫描去相关影像。红色为血流信号。Ｃ 自动分层生成的视网膜内层～视网膜表层的 OCTA 影像。Ｄ 图 C 的去相关影像。红线、绿线为分层线。Ｅ 调整分层后的 OCTA 影像。Ｆ 图 E 的去相关影像。红线是以 RPE 为基准制作的分层线。Ｇ 调整分层后的视网膜表层～玻璃体的 OCTA 影像。Ｈ 图 G 的去相关影像。红线为按照 RPE 为基准制作的分层线。

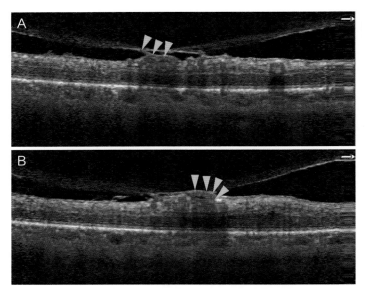

**图5-23** 增殖性糖尿病性视网膜病变
Ⓐ、Ⓑ 通过 NVE 的去相关影像。可见 NVE 由视网膜向玻璃体内延伸的连续影像（▻）。

| 病例 16 图5-24 | 59 岁男性 |
| --- | --- |
| | 增殖性糖尿病性视网膜病变，左眼黄斑水肿 |
| | 左眼矫正视力 0.1 |

　　双眼全视网膜激光光凝术后，左眼黄斑颞上方可见 NVE，眼底荧光血管造影（FA）晚期影像中可见荧光渗漏（图5-24A）。OCTA（Spectralis，Heidelberg 公司）影像中，荧光渗漏相应位置可观察到 NVE（图5-24B）。

　　通过 NVE 的 OCT B 扫描影像，可见视网膜内的硬性渗出和高反射颗粒（hyperreflective foci）（图5-24C，▻），视网膜上的 NVE（图5-24C，⇨）亦为高反射，无法与前者区分。OCTA 的 B 扫描（去相关影像）影像中，硬性渗出和高反射颗粒变暗，硬性渗出内侧的内层血管的血流信号及其投射伪影呈现高亮度（图5-24D，▻）。NVE 也表现为高亮度，与视网膜内的血流信号相连续（图5-24D，⇨）。

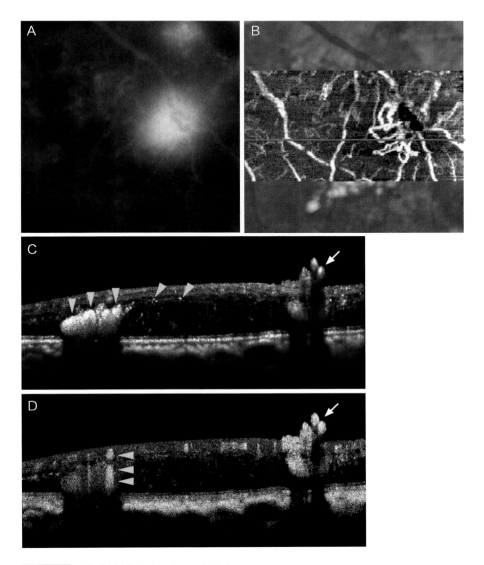

**图 5-24** 增殖性糖尿病性视网膜病变

A FA 的晚期影像。B 视网膜内层～玻璃体的 OCTA 影像。C 通过 NVE 的 OCT B 扫描断层影像（结构影像）。D 通过 NVE 的 OCTA B 扫描断层影像（去相关影像）。

# 硬性渗出

| 病例 **17** 图 5-25 | 66 岁男性 |
| --- | --- |
| | 硬性渗出 |
| | 右眼矫正视力 0.4 |

右眼中心凹颞侧可见硬性渗出（图 5-25A）。OCTA（AngioVue，Optovue 公司）的视网膜浅层影像中，可见高亮度的粒样 MA 和中心凹无血管区（FAZ）扩大（图 5-25B）。OCTA 的视网膜深层影像中，同样可见粒状膨胀的 MA 和较浅层更广泛的无灌注区（图 5-25C）。

经过硬性渗出的 OCTA B 扫描（去相关影像）中，硬性渗出（图 5-25D，⇒）和高反射颗粒病灶内无血流信号（红色）。然而，硬性渗出和高反射颗粒等高反射物质中偶尔也可见血流信号（图 5-25D，▶），此应为血管和 MA 的断面。在放大的 en face 影像中观察，OCT en face 影像（图 5-25F）中高亮度颗粒样病灶（白色）和 OCTA 视网膜深层影像（图 5-25E）中高亮度颗粒样病灶的位置和数量不一致。同时，将两者合成后（图 E 显示为红色，与图 F 合成），亦存在相一致的颗粒样病灶（图 5-25G，▶），应为 MA 的影像。

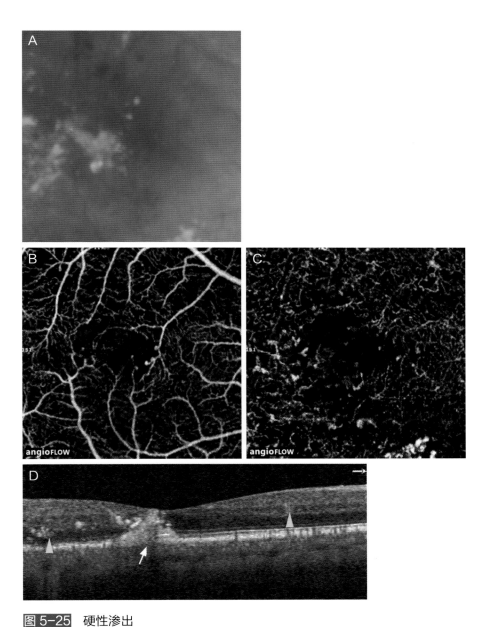

**图 5-25** 硬性渗出

Ⓐ 眼底照片。Ⓑ 视网膜内层～视网膜表层的 OCTA 影像。Ⓒ 视网膜深层的 OCTA 影像。Ⓓ 通过硬性渗出的 OTCA B 扫描图像（去相关影像）。

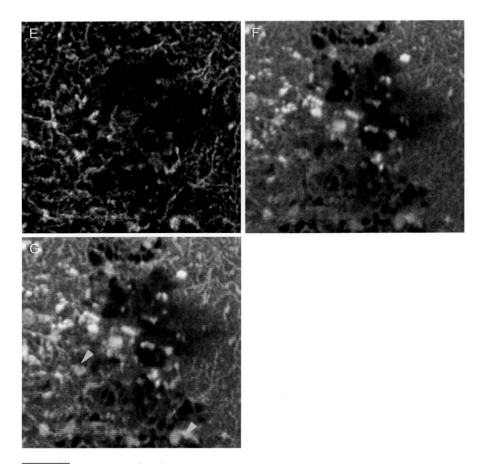

**图 5-25** 硬性渗出（续）

**E** 图 C 的放大影像。**F** 图 E 对应的 OCT en face 影像。**G** 图 E 和图 F 的合成影像。

# 第6章

# 视网膜动静脉阻塞性疾病

　　视网膜静脉阻塞（视网膜分支静脉阻塞，branch retinal vein occlusion，BRVO；视网膜中央静脉阻塞，central RVO，CRVO）是仅次于糖尿病性视网膜病变的第二大视网膜血管病。目前，眼底荧光血管造影（FA）仍然是动态评价视网膜循环的金标准，但是其检查过程中需要建立静脉通路、静脉注射等烦琐、有创的操作，甚至偶尔可能会引起过敏性休克，故而临床上在短时间内反复进行 FA 检查是不现实的。

　　正如非缺血型 RVO 可以发展为缺血型 RVO，视网膜循环状态可以随着时间发生变化。因此，患者在每次就诊时，我们都希望能够把握当时的视网膜循环状态。OCTA 作为简便的无创性检查，不仅可以弥补上述 FA 的缺点，还可以获得 FA 无法实现的视网膜血流的三维立体信息，在临床上的应用日益广泛。

# 视网膜静脉阻塞（RVO）的无灌注区（NPA）

| 病例 1 图 6-1 | 64 岁男性 |
| --- | --- |
| | 右眼 BRVO 急性期 |
| | 右眼矫正视力 0.2 |

患者以右眼视野遮挡 2 周为主诉来诊。首次就诊时右眼视力 0.2，可见黄斑水肿，视网膜颞上方可见广泛毛细血管无灌注区（NPA）（图 6-1A）。首诊后 1 年进行 FA 和 OCTA（AngioVue，Optovue 公司）检查，颞上方中心凹旁区域可见明显的 NPA（图 6-1C~E）。经过黄斑中心凹的 OCT B 扫描影像中，可见箭头所指的 NPA 区视网膜内层局部变薄，其间显示血流的去相关信号（decorrelation signal）缺如（图 6-1F、G）。

由于 OCTA 无荧光素渗漏，所以可以更好地评价视网膜血管病变的形态。近期数篇采用 OCTA 观察 RVO 病例的临床研究结果显示，RVO 的视网膜血管病变，深层病变要比浅层更严重。原因是视网膜深层毛细血管网更多来自静脉末梢。

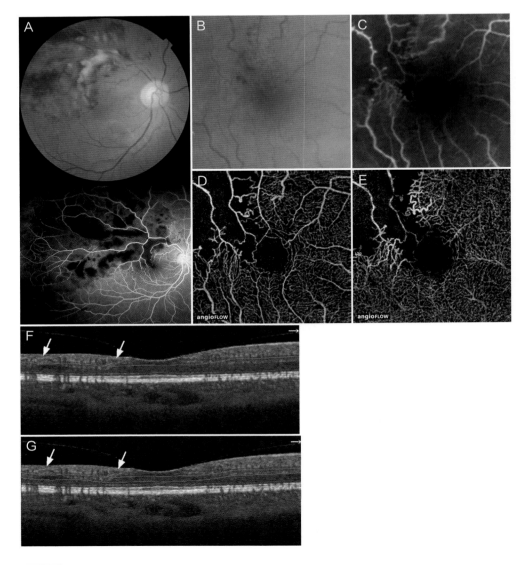

**图 6-1 缺血型 BRVO 病例的黄斑部 NPA**

A 右眼 BRVO 的眼底照片（上）和广角 FA 早期影像（下）。显示静脉阻塞区域内，包含黄斑部在内广泛的 NPA。首诊 1 年后黄斑部的眼底照片（B），FA 早期影像（C）、OCTA（AngioVue，Optovue 公司）视网膜浅层影像（D）以及视网膜深层影像（E）。颞上方中心凹旁区域可见 NPA。F、G 为图 D、图 E 相应的经过中心凹的 OCTA B 扫描影像。对应 OCTA 上 NPA 位置的视网膜内层局限性菲薄（⇨），显示血流的红色去相关信号（decorrelation signal）在 NPA 处缺如。

# RVO 的 NPA 与视功能

| 病例<br>2<br>图 6-2 | 82 岁女性 |
| --- | --- |
| | 左眼 BRVO 急性期 |
| | 左眼视力 0.1 |

　　患者初诊时左眼伴黄斑水肿，视力 0.1。针对黄斑水肿，进行了 3 次抗 VEGF 药物玻璃体腔注射，黄斑水肿完全消退（图 6-2A~C）。同时，OCT B 扫描影像中可见中心凹视细胞层完好（图 6-2B），但是左眼视力仅能提高到 0.2。在黄斑水肿消退时行 OCTA（图 6-2D、E）和微视野计（图 6-2F）检查，可见上方的旁中心凹区域伴有广泛的 NPA，同一位置 OCT 的厚度地形图（thickness map）提示出视网膜变薄。同时，微视野计检查结果提示视网膜光敏感度显著降低（图 6-2F）。

　　一直以来，我们一直将黄斑水肿的程度和中心凹视细胞层的 OCT 形态作为判断 RVO 病人视功能的重要依据。今后，除了这些 OCT 表现之外，有必要注意 OCTA 影像的中心凹无血管区（foveal avascular zone，FAZ）和旁中心凹 NPA 的扩大。

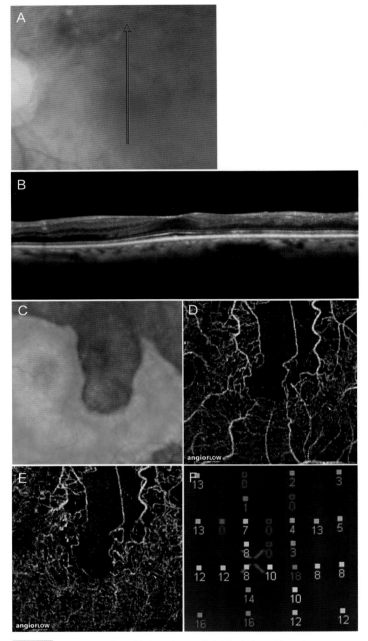

图 6-2　BRVO 黄斑缺血，视网膜光敏感度显著下降

左眼 BRVO 病例，抗 VEGF 治疗后黄斑水肿消退。A 左眼眼底照片。B 通过图 A 中 ➡ 位置的
OCT B 扫描。C OCT 厚度地形图。OCTA（AngioVue，Optovue 公司）视网膜浅层（D）和深层（E）
的毛细血管网。F 微视野计显示的黄斑视网膜光敏感度。OCTA 影像中位于视网膜分支静脉阻塞区
下方的旁中心凹处可见 NPA（D、E），同一位置的视网膜内层菲薄（B、C），伴有明显的视网
膜光敏感度减低（F）。

# RVO 的视盘新生血管（NVD）

| 病例 3 图 6-3 | 70 岁男性 |
| --- | --- |
| | 病程 1 年的 BRVO 陈旧期 |
| | 右眼矫正视力 0.2 |

　　眼底照片上可观察到视盘新生血管（neovascularization of the disc， NVD）并不明显（图 6-3A）。FA 中晚期影像中可见轻度的荧光渗漏，提示 NVD 的存在（图 6-3C），但早期影像（图 6-3B）没有清晰显示 NVD 形态。同一位置的 OCTA 影像（图 6-3D~F）中，从玻璃体视网膜界面（图 6-3D）到视网膜表层水平（图 6-3E、F），可见与视网膜静脉主干相连、管径极细的血管形态（⇒）。该血管的 OCT B 扫描影像提示在玻璃体后皮质（▷）中有血流信号（decorrelation signal）（图 6-3H）。这些视盘上的细小血管就是 NVD。随访 7 个月时对这个部位再次进行 OCTA 检查（图 6-3G、I）。其间对伴发的黄斑水肿进行了抗 VEGF 治疗，治疗后可见 NVD 缩小（图 6-3G）。

　　另外，在对 OCTA 影像进行解读的时候，需要注意其相应 B 扫描影像的质量及分层（segmentation）的准确度。

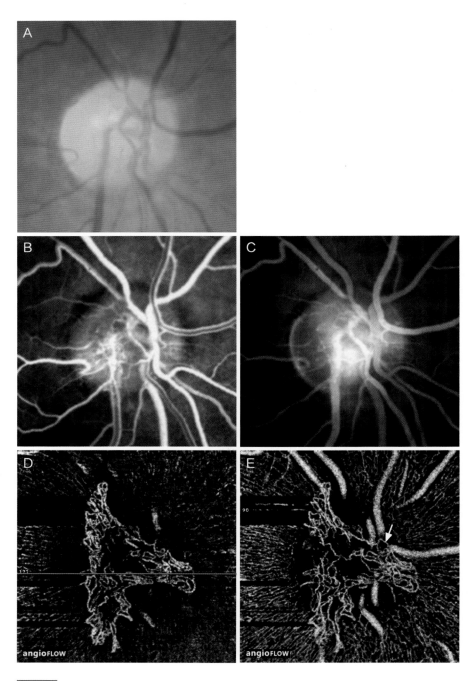

**图 6-3** 缺血型 BRVO 的 NVD

病程 1 年的右眼缺血型 BRVO。视盘的眼底照片（ A ）。 B FA 早期影像（注射后 18s ）。 C FA 中期影像（注射后 2min ）。OCTA 的玻璃体层面影像（ D ）。RPC 层面影像（ E ）。

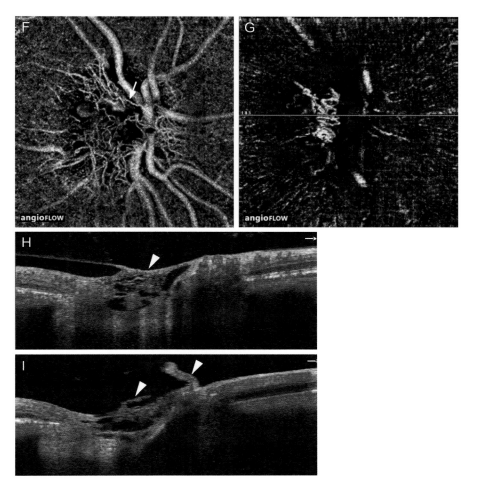

**图6-3** 缺血型 BRVO 的 NVD（续）

视盘模式（**F**）中从玻璃体视网膜界面到视网膜表层水平，可见与视网膜静脉主干相连、管径极细的血管形态（➡️）。**G**、**I**7 个月后的 OCTA 影像，可见 NVD 缩小。**H**通过图 D 中绿线的 OCTA B 扫描影像，玻璃体后皮质中显示红色血流信号（decorrelation signal，▷），即 NVD。

# 陈旧 BRVO 的毛细血管瘤（MA）

| 病例 4 图 6-4 | 75 岁女性 |
| --- | --- |
| | 病程 3 年的左眼陈旧期 BRVO |
| | 左眼矫正视力 0.9 |

由于左眼无黄斑水肿，所以未予治疗，仅观察随访。近期出现左眼视力下降，伴视物变形再诊。再诊时左眼视力 0.9。眼底照片中可见上方旁中心凹区的毛细血管血管瘤（MA）和中心凹处的 CME（图 6-4A、B）。FA 早期影像（图 6-4C）中从中心凹至上方的旁中心凹区可见多个 MA，晚期影像（图 6-4D）中可见 MA 周围中等度的荧光渗漏，部分累及中心凹，提示 MA 是造成 CME 的原因。由于无荧光渗漏影响，同一部位的 OCTA 影像上可以明确显示 MA（图 6-4E、F， → →）。应该注意的是， → 所示的 MA，在视网膜浅层（图 6-4E）和深层血管网（图 6-4F）中同时显现。视网膜深层显示的成分（图 6-4F， →），可能是浅层的投射伪影。

无荧光渗漏的影响而清晰显示血管病变的形态，这是 OCTA 检查的优势，但同时也不能反映血管功能的变化。

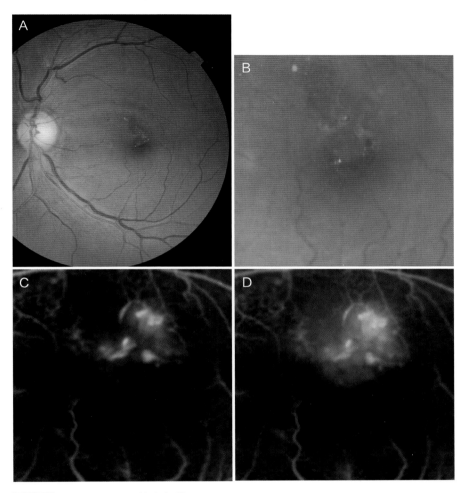

**图 6-4** 陈旧 BRVO 黄斑部的 MA

**A** 左眼眼底照片。**B** 图 A 的黄斑部放大影像。**C** FA 早期影像。**D** FA 晚期影像。FA 晚期，中心凹和上方旁中心凹区域的 MA 呈现中度的荧光渗漏，渗漏累及中心凹。

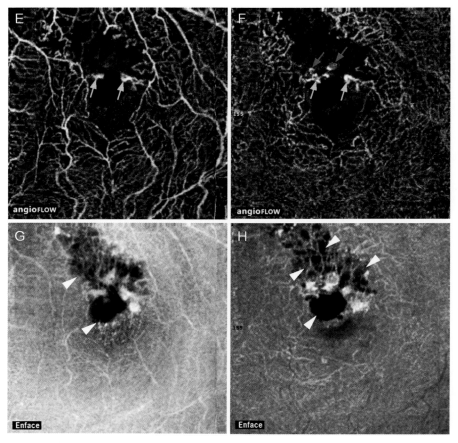

**图 6-4** 陈旧 BRVO 黄斑部的 MA（续）

同一部位 OCTA 和 en face OCT 的浅层影像（**E**、**G**），深层影像（**F**、**H**）。OCTA 影像不显示 FA 中的荧光渗漏，故可清晰显示中心凹拱环毛细血管的断裂和断端形成的 MA（——→ ➡）及旁中心凹区域的 NPA。中心凹的水肿囊腔（cystoid space）及旁中心凹的蜂巢样囊腔（cystoid space，▷）亦清晰显示。

# RVO 的异常血管网

除了观察 MA 和 NPA 之外，OCTA 还可以很好地显示出小动静脉和毛细血管的形态异常。

| 病例<br>5<br>图 6-5 | **77 岁女性** |
|---|---|
| | **右眼颞下方陈旧期 BRVO** |
| | **右眼矫正视力 0.6** |

在眼底照片上可见下方视网膜呈白线样的闭塞血管和中心凹的水肿囊腔变（cystoid space）（图 6-5A）。FA 晚期影像（图 6-5C）中，由于荧光素渗漏，血管病变的形态分辨不清，中期影像（图 6-5B）中可见下方及上方中心凹旁的小静脉和毛细血管的扩张（telangiectasia）和迂曲。同一部位的 OCTA 影像，视网膜浅层影像中可见以下方为中心的小静脉和毛细血管迂曲和扩张（图 6-5D，→），NPA（ ）比较明显。深层影像上（图 6-5E），深层毛细血管（deep capillary）迂曲的程度（图 6-5E，→）要比浅层更明显。

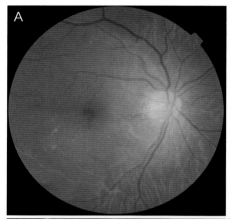

### 图 6-5 陈旧 BRVO 黄斑部的血管扩张（telangiectasia）

病程 2 年的右眼颞下分支 BRVO。**A** 右眼眼底照片，可见阻塞区域的白线化血管和 CME。黄斑部 FA 的中期影像（**B**）及晚期影像（**C**）。中期影像中可见，以颞下方旁中心凹区域为主的小静脉和毛细血管扩张及轻度的荧光素渗漏。FA 晚期影像（**C**）中可见荧光素渗漏明显，血管形态不清。**D**、**E** 与 FA 像同一部位的 OCTA 视网膜浅、深层影像。因为没有荧光素渗漏的影响，中心凹、旁中心凹区域的血管形态显示非常清晰。浅层影像中可见以下方为主的小静脉和毛细血管的扩张迂曲以及明显的 NPA，深层影像中可见深层毛细血管迂曲较浅层更明显。

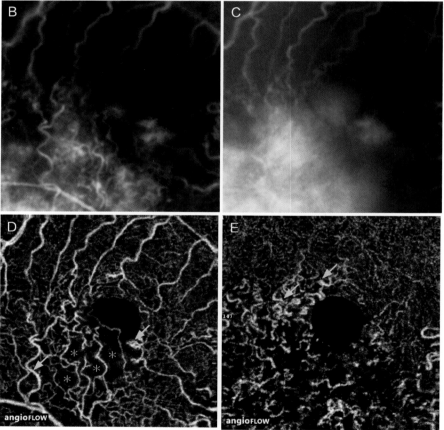

# CRVO 视盘侧支血循环

陈旧 CRVO 病例的视盘上有时可以见到侧支血管（collateral vessel）形成。认为是位于筛板水平、能够绕开中央静脉阻塞部位的视网膜静脉与脉络膜血管之间的旁路血管。这种侧支静脉的存在与黄斑水肿预后及新生血管青光眼发生的关系还不明确，在形态上需要与 NVD 相鉴别。

| 病例<br>6<br>图 6-6 | **72 岁男性** |
| --- | --- |
| | **左眼陈旧 CRVO** |
| | **左眼矫正视力 0.8** |

发病后 1 个月（图 6-6A）、9 个月（图 6-6B）及 6 年（图 6-6C）的眼底照片。发病后 9 个月时，视盘上的侧支血管还不明显（图 6-6B）。发病 6 年后，可见以上方为中心、迂曲扩张的侧支血管（图 6-6C）。与 NVD 不同，侧支血管的管径与主干静脉相比基本相同。沿图 6-6D 绿线的 OCTA B 扫描影像中，可见显示血流的红色去相关信号位于视网膜和脉络膜层，而非位于视网膜玻璃体界面（图 6-6E）。此点可与 NVD 相鉴别。

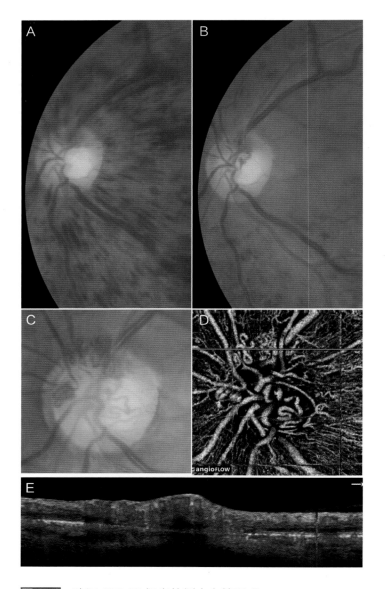

**图6-6** 陈旧CRVO视盘的侧支血管形成

72 岁男性，左眼陈旧 CRVO。发病后 1 个月（**A**）、9 个月（**B**）、6 年（**C**）的左眼眼底照片。发病 9 个月时，还未见形成明显的侧支血管（collateral vessel）（**B**），发病 6 年后，可见以上方为中心、迂曲扩张的侧支血管（**C**）。与 NVD 不同，其血管管径与主干静脉类似。**D** 与图 C 同一部位的 OCTA 影像，与眼底照片相比，侧支血管的形态显示更清晰。**E** 沿图 D 中绿线的 OCTA B 扫描影像，可见显示血流的去相关信号（decorrelation signal）位于脉络膜层，而非玻璃体视网膜界面。此点可与 NVD 鉴别。

# BRAO 视网膜缺血（轻度）

| 病例 7 图 6-7 | 68 岁男性 |
| --- | --- |
| | 左眼 BRAO |
| | 左眼矫正视力 1.0 |

　　高血压病患者，口服降压药物治疗。2 天前突觉左眼视野遮挡，于当地就诊，确诊为左眼视网膜分支动脉阻塞（branch retinal artery occlusion，BRAO）。来笔者所在医院就诊时左眼矫正视力 1.0。眼底照片中可见下方旁中心凹区域视网膜白色混浊，颞下分支视网膜动脉内白色病变，疑为血栓（图 6-7A）。FA 早期影像中可见视盘下方及颞下方视网膜动脉变细及血栓所致低荧光（图 6-7B，→），但已再灌注。图 6-7C、D 为视网膜浅层黄斑部 OCTA 影像和 en face OCT 影像；图 6-7E、F 为视网膜深层黄斑部 OCTA 影像和 en face OCT 影像。en face OCT 影像中可见与眼底照片视网膜混浊病变一致的弥漫性高反射区域（图 6-7D、F），OCTA 影像中未见 NPA（图 6-7C、E）。沿着图 6-7C~F 中的绿线做 B 扫描所得 OCT 影像（图 6-7G）和 OCTA 影像（图 6-7H），可见黄圈区域内，以内核层为中心的血流信号较其他区域内层弱。

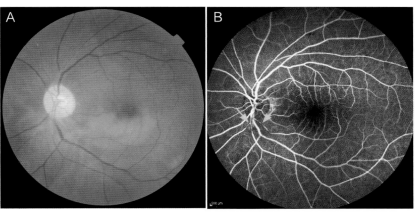

**图 6-7　BRAO 所致轻度视网膜循环障碍**

病程 2 天的 BRAO 病例。左眼视力 1.0。眼底照片（**A**）中可见下方旁中心凹区域视网膜白色混浊，颞下分支视网膜动脉内白色病变，疑为血栓。**B** FA 的早期影像，可见视盘下方及颞下方网膜动脉变细及血栓所致低荧光（→），但已再灌注。

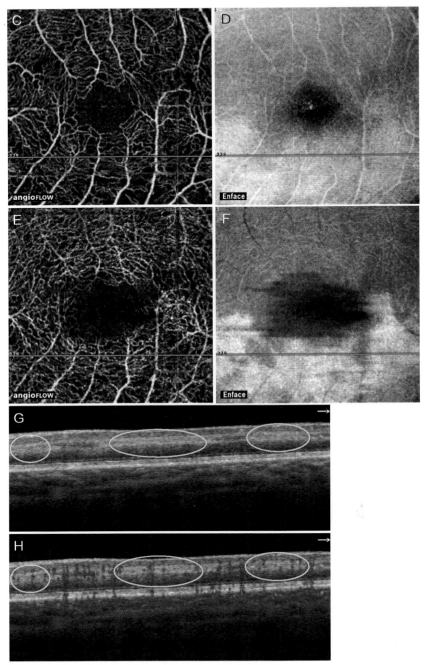

图6-7 BRAO 所致轻度视网膜循环障碍（续）

视网膜浅层（C、D）及深层（E、F）的 OCTA 影像和 en face OCT 影像。en face OCT 影像中可见与眼底照片网膜混浊病变一致的弥漫性高反射区域（D、F），OCTA 影像未见 NPA（C、E）。G、H 沿着图6-7C~F 中的绿线做 B 扫描所得 OCT 影像（G）和 OCTA 影像（H），可见黄圈区域内、以内核层为中心的血流信号较其他区域内层弱（H）。

# BRAO 视网膜缺血（重度）

| 病例 8 图 6-8 | 80 岁女性 |
| --- | --- |
| | 右眼 BRAO |
| | 左眼矫正视力 0.1 |

高血压病、糖尿病患者，口服药物治疗。3 天前突觉右眼视力下降及视野遮挡，于当地就诊，确诊为右眼 BRAO。来笔者所在医院就诊时左眼矫正视力 0.1。眼底照片中可见黄斑下方视网膜白色混浊（图 6-8A）。FA 中期影像（注射后 3min）中可见视盘颞下视网膜动脉主干中强荧光，提示血栓；远端动脉无荧光素充盈，提示动脉严重闭塞（图 6-8B）。图 6-8C、D 为视网膜浅层黄斑部 OCTA 影像和 en face OCT 影像；图 6-8E 为视网膜深层黄斑部 OCTA 影像。en face OCT 影像中可见下方旁中心凹区域弥漫性高反射（图 6-8D），OCTA 同一位置影像中可见 NPA（图 6-8C、E）。沿着图 6-8C~E 中的绿线做 B 扫描所得 OCT 影像（图 6-8F）和 OCTA 影像（图 6-7G），可见与 FA 和 OCTA 部位一致、自神经纤维层至内核层或外从状层的高反射区域（黄圈），其中几乎无血流信号，循环障碍较病例 7 严重。

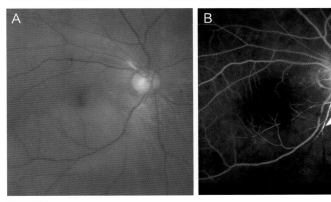

**图 6-8** BRAO 所致严重视网膜循环障碍

80 岁女性，病程 3 天的 BRAO 病例。左眼视力 0.1。右眼黄斑部眼底照片（**A**）及 FA 中期影像（**B**，注射后 3min）。FA 影像中可见视盘颞下视网膜动脉主干中强荧光，提示血栓，远端动脉无荧光素充盈，提示动脉严重闭塞（**B**）。

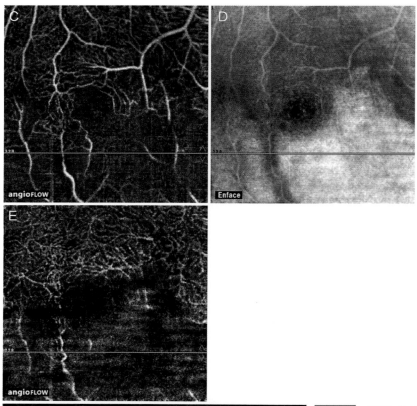

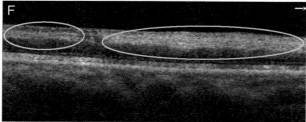

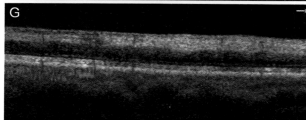

**图 6-8** BRAO 所致严重视网膜循环障碍（续）

黄斑部视网膜浅层 OCTA 影像（C）和 en face OCT 影像（D），深层 OCTA 影像（E）。en face OCT 影像中可见下方旁中心凹弥漫性高反射区域（D），同一部位 OCTA 影像中可见 NPA（C、E）。F、G 沿着图 6-7C~E 中的绿线做 B 扫描所得 OCT 影像（F）和 OCTA 影像（G），可见与 FA 和 OCTA 部位一致、自神经纤维层至内核层或外丛状层的高反射区域（黄圈），其中几乎无血流信号，提示严重的循环障碍。

# 多发性大动脉炎（高安病、无脉症）

对于视网膜循环障碍疾病，OCTA 的优势在于每次随访均可实施检查。

| 病例 9 图 6-9 | 80 岁女性 |
| --- | --- |
| | 10 年前确诊多发大动脉炎 |
| | 右眼矫正视力 0.7，左眼矫正视力 0.9 |

曾于内科口服皮质激素治疗，炎症稳定后未治疗，长期随访观察。于笔者所在科室定期随访眼部并发症，亦无眼部症状，此次因 1 个月前中心视野一过性变暗来诊。视力右眼 0.7，左眼 0.9，较前略有下降，眼压双眼 15mmHg。双眼房角开放，右眼可见虹膜新生血管。眼底可见双眼视网膜动静脉变细，走行较直，分支较多，较前无变化（图 6-9A、C）。行广角 FA 以把握视网膜循环状态（图 6-9B、D），可见双眼周边视网膜广泛 NPA，左眼鼻侧周边视网膜新生血管（NVE）（图 6-9D）。黄斑部可见双眼 FAZ 扩大，右眼旁中心凹 NPA 较左眼严重（图 6-9E、I）。OCTA 影像（图 6-9F、J）中 NPA 区较 FA 影像（图 6-9E、I）显示得更清晰。视网膜地形图（图 6-9G、K）显示右眼与旁中心凹 NPA 区域一致的视网膜变薄。微视野检查（图 6-9H，L）提示与 NPA 一致的视网膜敏感度下降，右眼较重。眼部所见尚不能完全解释视力障碍为一过性的情况，但黄斑部视网膜循环障碍可能为原因之一。

此病例由于双侧颈总动脉狭窄，正在探讨是否接受神经外科治疗。同时，根据血液检查的炎症指标结果，内科医生考虑再次使用皮质激素治疗。眼科针对双眼周边 NPA 进行了激光光凝。目前为止，视功能、眼压均没有进一步恶化。

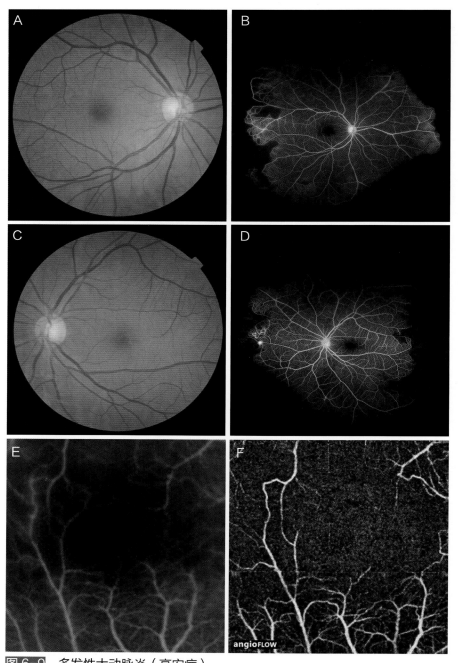

**图 6-9 多发性大动脉炎（高安病）**

**A**、**C** 眼底照片，可见双眼动静脉变细，走行较直，分支较多。广角 FA 检查（**B**、**D**）可见双眼周边广泛 NPA（**B**、**D**）及左眼鼻侧周边 NVE（**D**）。与 FA 影像（**E**、**I**）相比，OCTA 影像（**F**、**J**）中 NPA 显示得更清晰。双眼黄斑 FAZ 扩大，右眼旁中心凹 NPA 较左眼更广泛。

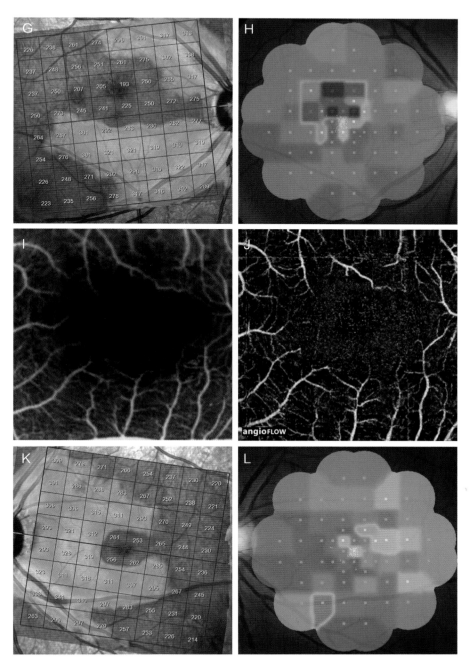

**图 6-9** 多发性大动脉炎（高安病）（续）

视网膜地形图（retinal thickness map）（ G 、 K ）上，可见与右眼旁中心凹 NPA 一致的视网膜变薄区域，用冷色表示（ G ）。微视野检查（ H 、 L ）可见与 NPA 一致的网膜敏感度低下，右眼程度更严重，用暖色表示。

第 7 章

# 神经眼科疾病及其他

# 前部缺血性视神经病变（AION）

| 病例 1 图7-1~图7-4 | 64 岁男性 |
| --- | --- |
| | 前部缺血性视神经病变（anterior ischemic optic neuropathy，AION） |
| | 左眼矫正后视力 1.5 |

以左眼下方视野缺损 1 周为主诉来笔者所在医院。眼底照片（图 7-1A）中可见视盘色淡伴水肿，局部视盘出血。对侧眼（图 7-1B）的视盘凹陷较小（即 crowded disc）。SD-OCT 影像（图 7-1C、D）中可见左眼视盘周围视网膜神经纤维层（RNFL）全周水肿增厚，下方更严重。微视野检查（图 7-1E）可见上方视网膜敏感度低下（对应下方的水平视野缺损）。

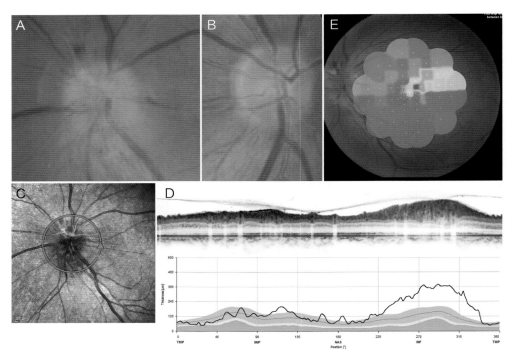

**图 7-1** 前部缺血性视神经病变（急性期）

A 左眼眼底照片。B 右眼眼底照片。C 左眼视神经乳头 IR 影像。D 视盘周围视网膜神经纤维层（cpRNFL）厚度。E 右眼的微视野检查影像。

　　OCTA 影像（图 7-2A~C）中可见，在发病 10 天后的急性期，视网膜血管及毛细血管扩张，颞上方毛细血管缺损。另外，在 B 扫描影像（图 7-2D）中也可见，急性期由于视网膜水肿，评价脉络膜循环状态比较困难。同时检查的激光散斑血流成像（laser speckle flowgraphy）（图 7-2E）中可见患眼视盘上方灌流低下。

　　发病 3 个月后的慢性期，仍存在下方的水平视野缺损（图 7-3A），与视野缺损一致部位的 RNFL 变薄（图 7-3B）。OCTA 影像（图 7-3C）中可见鼻侧~上方~颞上方广泛的视网膜毛细血管缺损。与急性期相比，此时可以较好地评价脉络膜的循环状态（图 7-3D）。

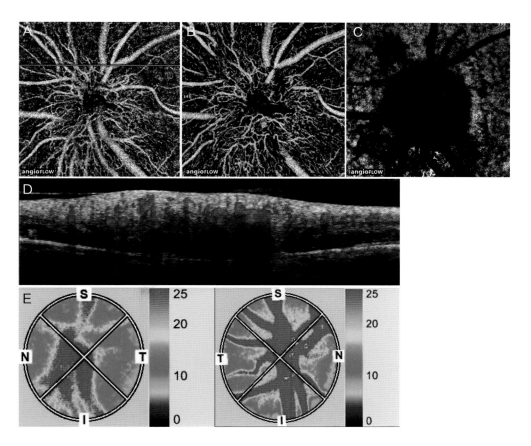

**图 7-2**　前部缺血性视神经病变（急性期）

Ａ 表层的 en face OCTA 影像。Ｂ 全层的 en face OCTA 影像。Ｃ 脉络毛细血管层的 en face OCTA 影像。Ｄ OCTA 的 B 扫描影像。Ｅ 双眼视盘的 laser speckle flowgraphy 影像。

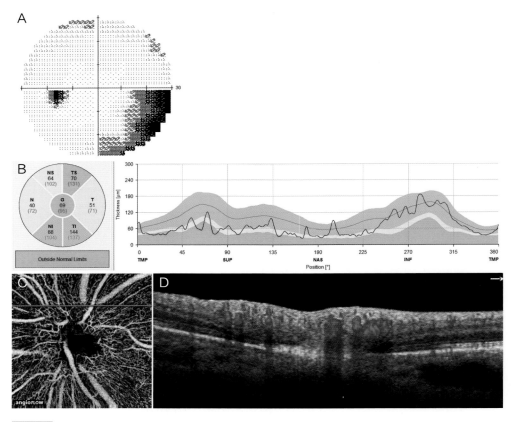

**图7-3** 前部缺血性视神经病变（慢性期）

A Humphrey30-2 静态视野检查的灰度图。B 视盘周围视网膜神经纤维层（cpRNFL）厚度。C 表层的 en face OCTA 影像。D OCTA 的 B 扫描影像。

图 7-4 是另一例发病 12 个月后的非动脉炎性前部缺血性视神经病变（non-arteritic-AION，NA-AION）病例。下方视野缺损对应着上方视盘的局限性萎缩。OCTA 影像中视网膜毛细血管缺损的范围较 RNFL变薄的范围更广泛。

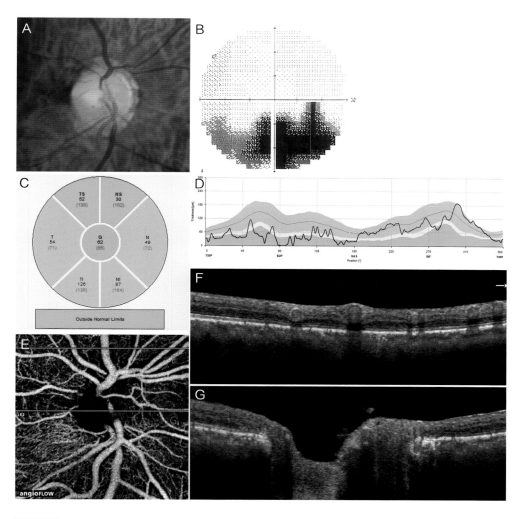

**图7-4　前部缺血性视神经病变（慢性期）**

Ａ 右眼眼底照片。ＢHumphrey30-2 静态视野检查的灰度图。Ｃ、Ｄ视盘周围视网膜神经纤维层（cpRNFL）厚度。Ｅ表层的 en face OCTA 影像。Ｆ、ＧOCTA 的 B 扫描影像。

# 视神经网膜炎

| 病例<br>2-1<br>图 7-5 | 48 岁女性 |
| --- | --- |
| | 视神经网膜炎 |
| | 左眼矫正视力 1.2 |

患者"感冒"症状缓解后自觉左眼视物模糊来笔者所在医院就诊。虽然左眼矫正视力为 1.2，但眼底照片（图 7-5A）及 SD-OCT 影像（图 7-5B、C）中可见左眼视盘明显水肿，视盘—黄斑间白色斑样病灶及水肿。眼底荧光血管造影（FA，图 7-5D）影像中可见视盘荧光素渗漏明显。患者饲养宠物猫，疑为猫抓病所致视神经网膜炎。OCTA 影像（图 7-5E）中可见视网膜血管及毛细血管蛇行、扩张。与 FA 不同，OCTA 无荧光素渗漏的影响，可以更好地显示血管形态的变化。

| 病例<br>2-2<br>图 7-6 | 69 岁女性 |
| --- | --- |
| | 视神经网膜炎 |
| | 左眼矫正视力 0.6 |

初诊时左眼矫正视力 0.6，眼底照片（图 7-6A）与 SD-OCT 影像（图 7-6B）中可见左眼视盘水肿，伴有视网膜出血和渗出。FA 影像（图 7-6C）中可见视网膜血管荧光素渗漏，OCTA 影像（图 7-6D）中可见表层视网膜血管及视网膜毛细血管蛇行、扩张。

口服皮质激素治疗后视盘水肿减轻（图 7-6F），2 个月后双眼矫正后视力均达 0.9。OCTA 影像（图 7-6E）中可见表层视网膜血管蛇行、扩张改善，但也可见部分表层视网膜血管缺损。

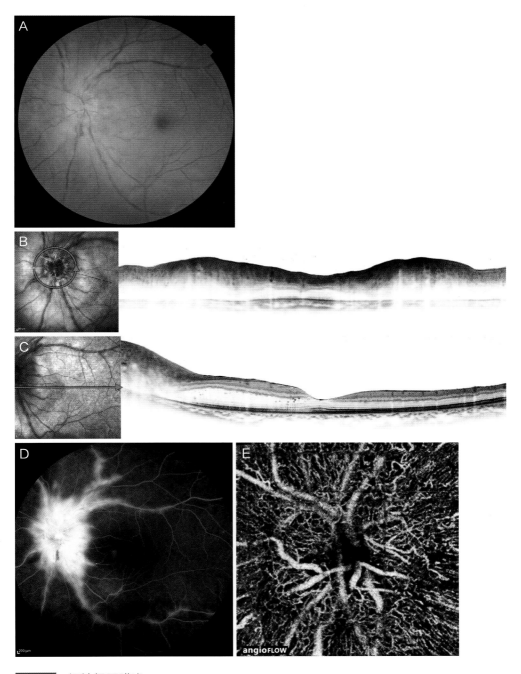

图 7-5　视神经网膜炎

A 左眼眼底照片。B 视盘 OCT 环形扫描影像。C 经过中心凹的水平扫描 OCT 影像。D FA 影像。
E 全层的 en face OCTA 影像。

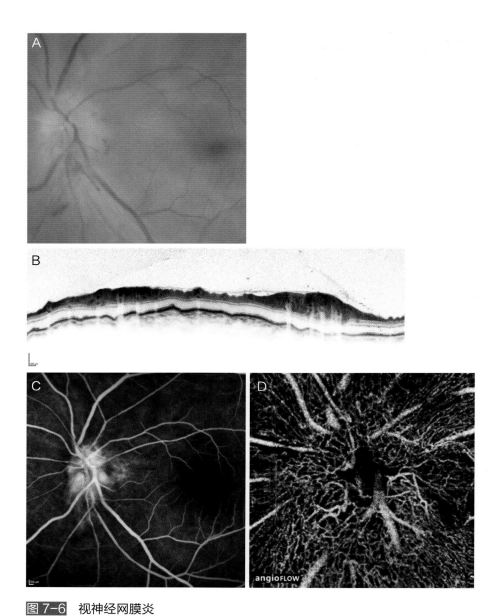

图7-6 视神经网膜炎

初诊时，A左眼眼底照片。B视盘 OCT 环形扫描影像。C FA 影像。D表层 en face OCTA 影像。

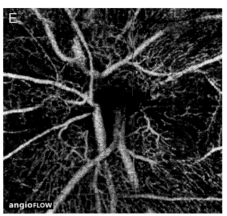

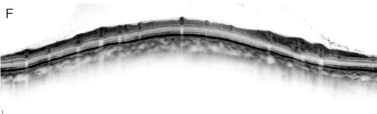

图 7-6　视神经网膜炎（续）

治疗 2 个月后，E en face OCTA 的表层影像。F 视盘 OCT 环形扫描影像。

# 压迫性视神经病变

| 病例 3 图 7-7 | 60 岁男性 |
| :--- | :--- |
| | 垂体肿瘤所致压迫性视神经病变 |
| | 右眼矫正视力 1.5，左眼矫正视力 1.2 |

患者自觉视野缺损来眼科就诊。眼底照片（图 7-7A、B）中可见视盘颞侧色略淡，SD-OCT 影像（图 7-7C、D）中可见与视野缺损一致的视盘颞侧及鼻侧视网膜神经纤维层变薄（band atrophy）。视野检查（图 7-7E、F）可见双颞上视野缺损。根据视野的典型改变，疑为视交叉部位的压迫性病变，行头部 MRI 检查（图 7-7G），明确为垂体肿瘤压迫视交叉。OCTA 影像（图 7-7H、I）中可见与 RNFL 变薄区域一致的视网膜毛细血管缺损。

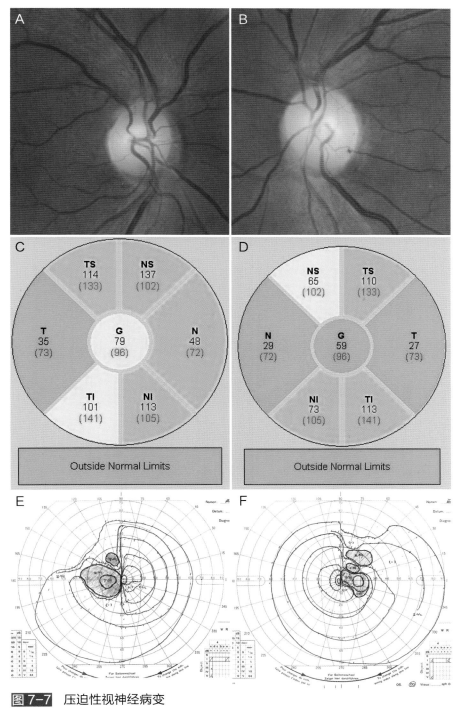

**图 7-7** 压迫性视神经病变

**A**、**B** 为眼底照片。**C**、**D** 视盘周围视网膜视神经纤维层（cpRNFL）厚度。**E**、**F** Goldmann 动态视野检查结果。

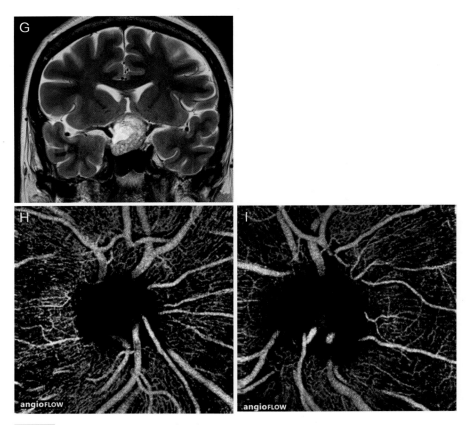

**图 7-7** 压迫性视神经病变（续）

G 头部 MRI 影像。H、I 表层的 en face OCTA 影像。

# 视神经鞘膜肿瘤

| 病例 4 图 7-8 | 75 岁女性 |
| --- | --- |
| | 视神经鞘膜肿瘤 |
| | 左眼光感（+） |

　　患者因左眼视力低下就诊。左眼视力仅存光感，眼底照片（图 7-8A）中可见视盘苍白。SD-OCT 影像（图 7-8B、C）中可见视盘周围视网膜神经纤维层（RNFL）全周变薄。头部 MRI（图 7-8D、E）中可见眶内视神经鞘膜肿瘤。OCTA 影像（图 7-8F）中可见视盘周围广泛视网膜毛细血管缺损，视盘内可见多支眼睫状引流血管（optociliary shunt vessels，OCSV：▶）。OCVS 指位于视盘、连接于视网膜中央静脉与脉络膜静脉间的侧支血管，常见于视网膜中央静脉阻塞（CRVO）或视神经压迫性病变，如无视网膜病变，则为视神经鞘膜肿瘤等重要体征。

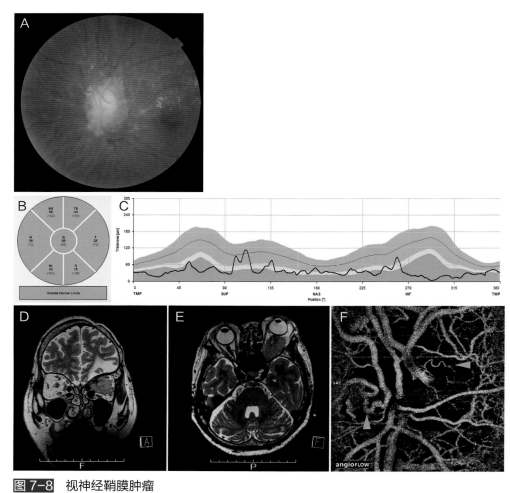

**图7-8 视神经鞘膜肿瘤**

A 左眼眼底照片。B、C 视盘周围视网膜神经纤维层（cpRNFL）厚度。D、E 头部 MRI 影像。F en face OCTA 全层视网膜影像。

# 视盘肿瘤

| 病例 5<br>图 7-9 | 51 岁女性 |
|---|---|
| | 视盘黑色素细胞瘤 |
| | 右眼矫正视力 1.0 |

　　患者体检发现眼底异常来笔者所在医院就诊。眼底照片（图 7-9A）中可见视盘黑色素细胞瘤。SD-OCT 影像（图 7-9B、C）中可见肿瘤似乎穿破视网膜组织，边界不清。

　　OCTA 影像（图 7-9D、E）中可见部分视网膜组织中血流信号缺损，与 B 扫描影像结合观察，可明确其穿破视网膜的位置。由于黑色素细胞瘤内丰富的黑色素的遮挡，导致肿瘤内及肿瘤下的血流无法检出。

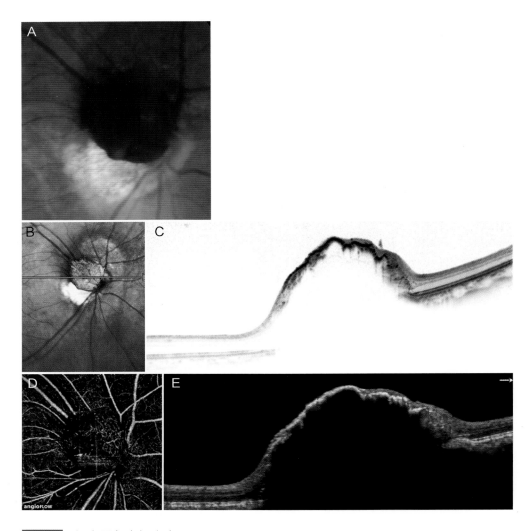

图 7-9 视盘黑色素细胞瘤

Ⓐ 右眼底照片。Ⓑ、Ⓒ 通过视盘的 OCT 水平扫描影像。Ⓓ 表层的 en face OCTA 影像。Ⓔ OCTA 的 B 扫描影像。

# 英文索引